Arno Marx/Axel Möhrke · Foxterrier

VDH

Herausgegeben unter dem Patronat
des Verbandes für das Deutsche
Hundewesen e.V., 4600 Dortmund

Arno Marx/Axel Möhrke

Foxterrier

Praktische Ratschläge für Haltung und Pflege sowie Hinweise auf Ursprung, Rassekennzeichen, Zucht, Aufzucht und Erziehung, Trimmfibel, Ernährung und Gesundheit

3., neu bearbeitete Auflage
Mit 39 Abbildungen, davon 6 farbig

Verlag Paul Parey · Hamburg und Berlin

Die Kapitel „Ernährung“ und „Gesundheit“ wurden von Dr. med. vet. Peter Brehm verfaßt.

Weitere Bände in der Reihe „Dein Hund“

Der Afghane · Airedaleterrier · Der Basset · Der Beagle · Bearded Collie · Berner Sennenhunde · Bernhardiner · Der Bobtail · Bouvier des Flandres · Der Boxer · Der Bullterrier · Der Cairn Terrier · Der Chihuahua · Der Chow-Chow · Collie und Sheltie · Der Dackel · Der Dalmatiner · Der Dobermann · Die Dogge · Golden und Labrador Retriever · Greyhound · Große Münsterländer · Der Hovawart · Der Kromfohrländer · Der Leonberger · Mischlingshunde · Der Mops · Neufundländer · Der Pekingese · Pinscher und Schnauzer · Der Pudel · Der Riesenschnauzer · Der Rottweiler · Der Deutsche Schäferhund · Schlittenhunde · Setter und Pointer · Der Shih-Tzu · Der Spaniel · Der Spitz · Terrier · Ungarische Hirtenhunde · West Highland White Terrier · Der Yorkshire Terrier · Dienst- und Gebrauchshunde · Dein Hund auf Ausstellungen · Dein Hund im Recht

CIP-Kurztitelaufnahme der Deutschen Bibliothek

Foxterrier : praktische Ratschläge für Haltung und Pflege sowie Hinweise auf Ursprung, Rassekennzeichen, Zucht, Aufzucht und Erziehung, Trimmfibel, Ernährung und Gesundheit / Arno Marx ; Axel Möhrke. [Die Kap. „Ernährung“ und „Gesundheit“ wurden von Peter Brehm verf.]. – 3., neubearb. Aufl., 8. – 15. Tsd. – Hamburg ; Berlin : Parey, 1992
(Dein Hund)
ISBN 3-490-37412-6
NE: Marx, Arno; Möhrke, Axel [Bearb.]

1.–5. Tausend 1983
6.–7. Tausend 1987
8.–15. Tausend 1992 (Neubearbeitung)

Dieses Buch entstammt dem früher vom Otto-Meissners-Verlag, Bleckede, auf den Verlag Paul Parey überkommenen Foxterrier-Band, ursprünglich verfaßt von dem langjährigen Züchter und Zuchtbuchführer Arno Marx, dessen Werk und Funktion Axel Möhrke fortsetzt.

Anschriften: Spitalerstraße 12, D-2000 Hamburg 1; Seelbuschring 9–17, D-1000 Berlin 42
Satz: Westholsteinische Verlagsdruckerei Boyens & Co., Heide/Holst.
Druck: Druck- + Verlagshaus Wienand, Köln
Umschlaggestaltung: Evelyn Fischer, Hamburg
Printed in Germany
ISBN 3-490-37412-6

Vorwort zur dritten Auflage

Ich bin nach wie vor ein überzeugter „Marxist“ – diese Verehrung gilt jedoch Arno Marx, meinem großen Vorgänger im Amt, insbesondere als Zuchtbuchführer; er übte diese arbeitsreiche Tätigkeit 33 Jahre aus.

Das Wirken von Arno Marx bleibt mit der Geschichte der Foxterrierbewegung in Deutschland untrennbar verbunden. Diese gewissenhafte und verantwortungsbewußte Persönlichkeit hat im Laufe eines langen Lebens alle auf den verschiedenen Leitungsebenen gegebenen Aufgaben wahrgenommen und sich dabei auf vielfältige Weise zum Wohle des Foxterriers eingesetzt.

Umfassende Kenntnisse und Erfahrungen, die er in Jahrzehnten als Ausbilder, Leistungswart und Jäger, Zucht- u. Leistungsrichter, als Geschäfts- und Zuchtbuchführer, aber auch als Schriftleiter gewonnen hat, haben sich in ungezählten Veröffentlichungen in der Zeitschrift „Der Foxterrier“ und in seinem weitverbreiteten Buch „Foxterrier“ niedergeschlagen.

Arno Marx ist am 9. Februar 1970 im Alter von 82 Jahren gestorben. Sein Buch jedoch lebt weiter!

Die nach seinem Tode erschienenen Auflagen habe ich durchgesehen, ergänzt und auf den jeweils neuesten Stand gebracht.

Die vorliegende dritte Auflage hat die umfangreichste Bearbeitung erfahren. Die Themen „Ernährung“ und „Gesundheit“ wurden von Dr. Peter Brehm verfaßt und als neue Kapitel aufgenommen.

Neben alten Fotos bekannter Hunde und den von Frau Sibylle Klaassen gezeichneten Textabbildungen, die wesentlich zur Anschaulichkeit dieses praktischen Ratgebers beitragen, enthält diese Auflage neue Schwarzweiß- und Farbfotos erfolgreicher Foxterrier, die dem Buch eine besondere Note geben.

Dortmund-Kley, im Frühjahr 1992 — Axel Möhrke

Bildnachweis

Sämtliche Abbildungen stammen vom Autor. Er ist Schriftleiter der Zeitschrift „Der Foxterrier“ und hat sie zur Verfügung gestellt.
Titelbild: Am/Dän/Dt/Holl/Lux/Int. Ch. Sg. Wjsg. Vsg. Bsg. Esg. Wsg. Winner „Flash v. d. Bismarckquelle“, Bes.: Carola Möhrke.

Inhalt

Ursprung 9

Die Entstehung der Rasse in England 11

Der glatthaarige Foxterrier – Der drahthaarige Foxterrier

Der Foxterrier als Jagdhund, als Haus-, Begleit- und Ausstellungshund 18

Rassekennzeichen 25

Foxterrier (Glatthaar) – Foxterrier (Drahthaar)

Foxterrier-Zucht 32

Das Zuchtziel

Aufzucht und Erziehung 43

Foxterrier-Trimmfibel 51

Übung macht den Meister

Ernährung 62

Eine Wissenschaft für sich? – Die wichtigsten Grundregeln – Fertigfutter – sicher, bequem und preiswert – Eigener Herd . . . – Patentrezepte

Gesundheit 71

Vorbeugen ist besser als Heilen – Erste Hilfe tut not – Alarmzeichen – Infektionen bedrohen die Gesundheit – Impfungen schützen vor diesen Infektionskrankheiten – Gegen andere Infektionen schützt Vorsicht – Wurmkuren gegen unerwünschte Kostgänger – Kleine Hausapotheke für den Hund – Zehn Tips für den Besuch beim Tierarzt – Gefahren für die menschliche Gesundheit?

Der alternde Hund 87

Betreuung der Foxterrierfreunde 88

Abkürzungen 90
Anschriften, die Sie kennen sollten 92
Literatur 94

Ursprung

Unrast und Wanderlust durchziehen das Land, wenn die schöne Jahreszeit Abschied nimmt. Dumpf wie der Pulsschlag der Erde dröhnt das Stampfen galoppierender Pferde auf fester Grasnarbe. Aus lodernden Waldstreifen, zwischen goldbehangenen Silberstämmen der Birken, dukatenschweren Ahornbäumen, blutrot flammenden Eichen und kupfern prangenden Buchen bricht das Jagdfeld hervor. Voran die weißbunte Meute. Dicht über smaragdgrünem Rasen tragen sie nachtschwarze Nasen und reißen mit gierig saugendem Atem herbe Witterung vom feuchten Boden, korallenrot schwappen hechelnde Zungen zwischen Elfenbeinzacken heißer Rachen, wie Glockenton klingt der laute Hals der jagenden Hunde.

Vor der Fuchsmeute flüchtet in rollenden Sprüngen Reineke, der Erzschelm. Weiß prahlt die Blume an buschiger Lunte, in fiebernder Hast erraffen topasgelbe Seher alle Möglichkeiten listenreicher Flucht in deckenden Gräben und schützendem Strauchwerk, mit Widergängen und Absprüngen und letzter Rettung im tiefen Bau.

Hinter der Meute her braust die Jagd: Edle Pferde, weißen Schaum von blitzenden Kandaren spritzend, tragen die Reiter im roten Rock, werfen sich über Hecken und Gräben in ungestümem Drang nach vorwärts, dorthin, wo der Glockenton der Meute erklingt.

Wie abgerissen verstummt der Ball der Fuchshunde, zögernd setzt er neu ein, doch nun schon nicht mehr als Spurlaut der jagenden Meute, sondern als zorniger Standlaut. Der Fuchs hat seinen Balg in einem Bau in Sicherheit gebracht. Mit schlagenden Flanken werfen sich die abgehetzten Hunde zu Boden, rote Zungen jappen, heiße Lungen hecheln: Die Jagd ist zu Ende.

Doch nur für kurze Zeit. Langgezogener Hornruf. Schon naht der Reiter, der den weiß-schwarz-braunen Foxterrier im Sattel trägt. Ungestüm strebt der Erdhund vom Arm seines Pflegers, fliegt wie ein abgeschossener Pfeil in den Bau, und schon verkündet sein juchender Laut, daß er seinen Erzfeind gefunden hat. Zwar setzt sich Rotfuchs zur Wehr und schlägt mit schnappendem Fang nach seinem Bedränger, doch die rasche Jagd hat seine Kräfte erschöpft, er kann den rasenden

Angriffen des Foxterriers nicht standhalten. Ein Rumpeln und Poltern kündet an, daß er das Feld räumt. In kopfloser Flucht bricht er aus der Röhre, die Meute heftet sich erneut an seine Spur, die Jagd geht weiter bis zum Halali.

Weißbunte Hunde, wendig und klein genug, dem Fuchs in seine engen Röhren zu folgen, erfüllt von einem ungeheuren Kampfesmut, bewehrt mit überraschend guten Gebissen, die einen Kampf nur durch einen Sieg beenden, das waren die Ahnen unseres Foxterriers. Die Meisterzüchter der Welt, die Engländer, schufen aus diesen Stammeltern den vollkommenen Erdhund von edelster Erscheinungsform mit Nerven von Stahl, Muskeln wie aus Kernleder und Herzen aus Quarz: den Foxterrier von heute.

Dieser faszinierende Hund eroberte sich die Welt. Im Försterhause, in den Wohnblocks der Großstadt, im tropischen Bungalow und im Blockhaus unter der Mitternachtssonne: Überall, wo ein schöner und schneidiger Hund, ein Kavalier mit dem Herzen eines Löwen und der Gewandtheit eines Leoparden gebraucht wird, ist er zu finden.

Die Entstehung der Rasse in England

Die Geschichte einer Rasse von aktenkundiger Zuchtbuchführung über die Zuchttiere ist immer mehr oder weniger fromme Legende. Die ersten Züchter hüteten das Geheimnis, wie sie zu einem bewunderten Hund für die Fuchsjagd gekommen waren, wenn sie dessen Entstehung überhaupt bewußt beeinflußt hatten; und was sie darüber bekanntgaben, war bestenfalls verschleierte Wahrheit.

Die zu den Fuchsmeuten gehörenden Erdhunde wurden betreut vom Stallpersonal, von Zwingermeistern und Meuteknechten. Ob sie ihre brauchbaren Fuchssprenger durch Kreuzung vom weißen Terrier mit Black-and-Tan-Terrier oder Bullterrier züchteten, war und blieb ihr Geheimnis, das sich nur dann und wann nach Generationen in Rückschlägen auf die Stammrasse andeutungsweise erraten ließ.

Sie tauchten aus dem Dunkel auf, die ersten berühmten Zuchthunde: Old Trap, Old Tartar, Tyrant, Belgrave Joe. Überliefert sind aber die Berichte über ihre Leistungen im Fuchsbau oder beim Rattenbeißen. Die Leistung stand vornan, Form und Größe waren bedingt durch die engen Röhren des Fuchsbaues. Und doch waren manche von ihnen schon richtige Foxterrier.

War für den Betreuer der Meute einmal gerade kein glatthaariger Partner für eine Glatthaarhündin erreichbar, dann mag er wohl auch einen scharfen, rauhbehaarten Rüden gleicher Größe herangezogen haben, denn es tauchten bald auch Foxterrier auf mit drahtigem Haar. Von Bart und Beinhaar, Attributen des Drahthaars von heute, auf die deren Besitzer so viel Wert legen, war noch kaum die Rede, darauf kam es auch nicht an, sondern auf eine besonders harte, wetterfeste Jacke und darauf, daß in ihr ein harter, scharfer, brauchbarer Hund steckte.

Erst nach dem Ersten Weltkrieg kam der Drahthaarterrier richtig „in Mode", er wurde Allerweltsliebling und drängte den glatthaarigen Bruder stark zurück. Den quantitativen Höchststand erreichte die Foxterrierzucht nach dem Zweiten Weltkrieg, auch in Deutschland, wo 1948 die Zahl der eingetragenen Foxterrier auf 9000, 1949 sogar auf 10000 stieg.

1889 100 Jahre *1989*

Deutscher Foxterrier-Verband (DFV)

(vormals Deutscher Foxterrier-Klub von 1889 e. V.)

Der Foxterrier – einst und heute . . .

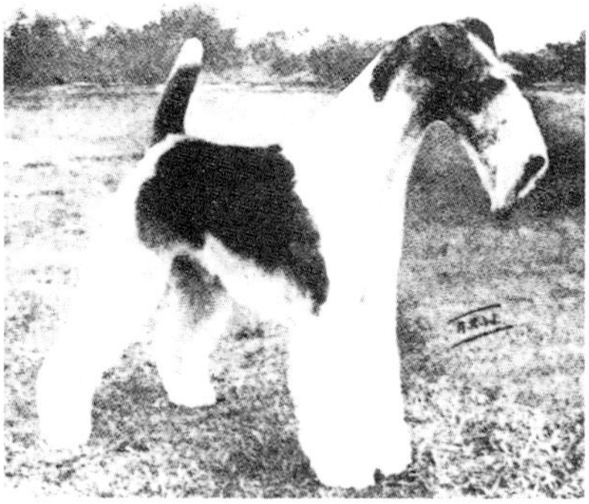

Champion „Harrowhill Huntsman"
(Ch. Townville Tally'O – Harrowhill Happy Talk)
Züchter u. Besitzer: Miss Evelyn Howles, England
Bester der Rasse auf der Crufts 1976, 1977 u. 1978;
Bester der Crufts 1978 bei 10 016 Hunden

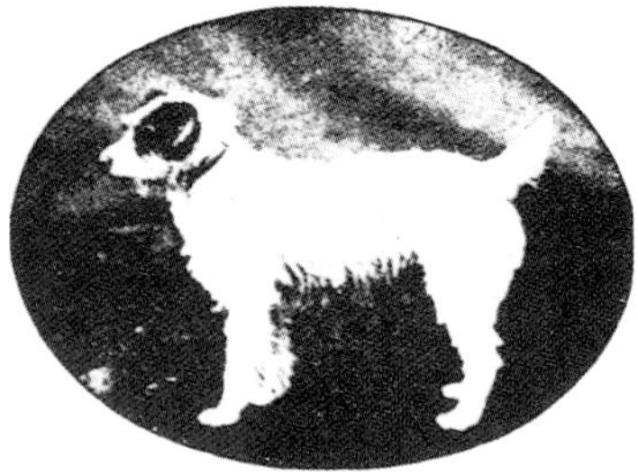

„Affrighter"
(früher „Bushey Brittle")
geworfen August 1888
„Affrighter" wurde aus dem Mutterland importiert
und hat die deutsche Drahthaar-Zucht wesentlich verbessert

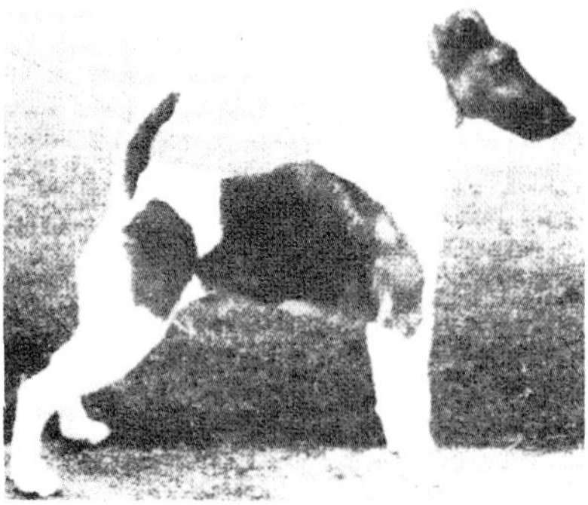

Champion „Newmaidley Mapleden Laurel"
(Newmaidley Eden – Newmaidley Candybox)
Züchter u. Besitzer: Miss Linda G. Beak, England
Erfolgreichster Glatthaar in 1977 und 1978

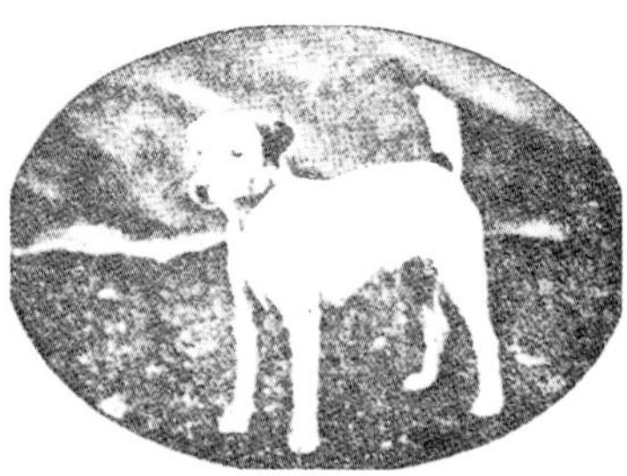

Sieger „Pia Wackerlos Noricum"
geworfen 8. 2. 1889
Züchter: Max Hermann, Breslau

heute **und** **einst**

Die in England garantierte züchterische Freiheit hat die Rasse auf der Basis der unveränderten Rassekennzeichen veredelt.

Auch wenn es bis vor einigen Jahren noch gestattet war, Glatt- und Drahthaar zu paaren, wurde davon ganz selten Gebrauch gemacht. Zwar könnte bei manchem Drahthaar die Verbesserung des Haares nicht schaden, aber da heute die breite Masse mehr Wert auf Bart und Beinhaar legt als auf eine harte Gebrauchsjacke, wollte niemand riskieren, Welpen zu züchten, die keinen Absatz finden, weil sie keinen üppigen Bart haben. Und der Glatthaarzüchter würde nur dann auf einen Drahthaarrüden zum Decken greifen, wenn dieser ein überragender Gebrauchshund wäre und ein solcher in Glatthaar fehlen sollte. Das ist aber nicht der Fall; beide Haararten stellen gleich brauchbare Hunde.

Der glatthaarige Foxterrier

Was in den letzten Jahrzehnten des vorigen Jahrhunderts in Deutschland für „echte englische Foxterrier" gehalten wurde, waren vorwiegend weiße Hündchen mit dreifarbigen Apfelköpfen und feinem Kurzhaar, wie wir sie heute noch auf Varietébühnen als gelehrige Künstler bewundern. Man fand sie beinahe immer mit Pferden zusammen, auf Rittergütern und in Kavalleriekasernen. Angeblich kamen sie mit englischen Pferden auf das Festland, vielleicht als eine Art Zugabeartikel, denn nach heutigem Geschmack waren sie nicht viel wert.

Und trotzdem fanden sie Liebhaber. Selbst in dieser Urform waren sie im Wesen doch schon Foxterrier, vertilgten Mäuse und Ratten in den Ställen, hielten die Katzen vom Futterboden fern, wo diese aus Gründen der Sauberkeit nicht gern gesehen waren, ja, sie machten sich trotz ihrer Schwächlichkeit sogar schon beim Fuchssprengen nützlich.

Zunehmender Warenaustausch mit England führte Foxterrierfreunde aus Leipzig, Plauen im Vogtland und aus dem Rheinland über den Kanal und ließ sie dort mit Überraschung erkennen, zu welcher Vollkommenheit ihre Lieblingsrasse drüben gediehen war. Sie brachten gute Hunde mit, die in Deutschland Aufsehen erregten, aufblühender Wohlstand ermöglichte es weiten Kreisen, sportliche Rassehundezucht zu treiben, die Züchter schlossen sich zu Vereinen zusammen.

Im Jahre 1889 wurde der Deutsche Foxterrier-Klub, dann der Foxterrier-Züchterverein in Mitteldeutschland, der Süddeutsche Foxterrier-Klub für Zucht und Jagd in München, der Hanseatische Foxterrier-Klub in Hamburg, der Leipziger Foxterrier-Klub in der Messestadt gegründet.

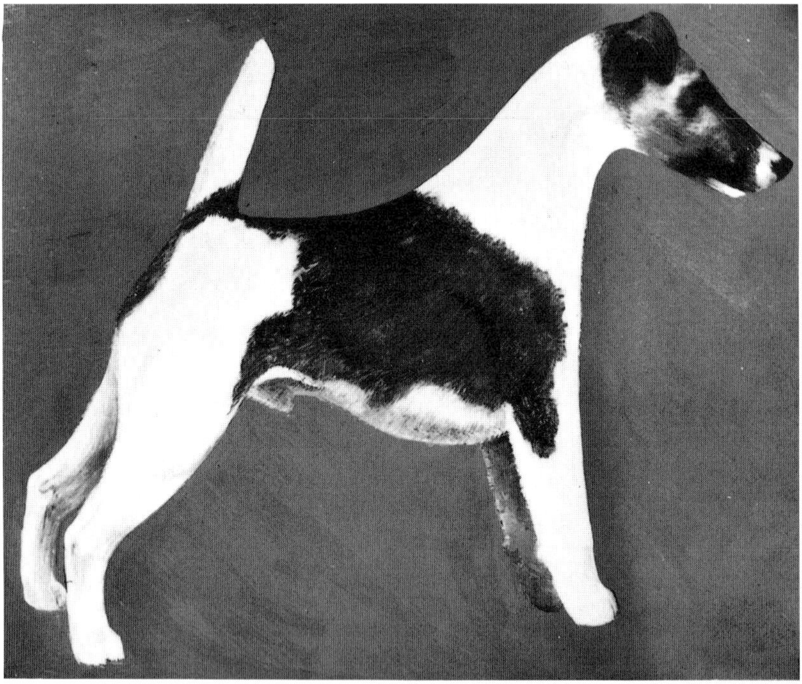

Deutscher, Luxemburgischer und Internat. Champion, 4× Sieger, Bundes- und Weltsieger, Internat. Arbeitschampion, Bauhund Fuchs und Bauhund Dachs;
Bacchus v. d. Bismarckquelle

Schon 1909 schlossen sich die deutschen Foxterrier-Klubs zum Foxterrier-Verband zusammen, der das vom Deutschen Foxterrier-Klub geschaffene Foxterrier-Stammbuch übernahm und weiterführte. Aus der Züchterelite dieser Zeit haben sich viele einen unvergeßlichen Namen gemacht: Bauer, Bitzenhofer, Bratvogel, Brun, Fritzsche, Fulda, Geißel, Engels, Hahn, Junior, Kircheisen, Frau v. Kleist, König, Lisch, Dr. Matthias, Naue, Dr. Otto, Piesbergen, Prinzig, Sittig, Stapelberg, Otto E. Weiß und viele andere gehörten zu den opferbereiten Vorkämpfern der deutschen Foxterrier-Zucht. Obwohl die meisten von ihnen der grüne Rasen deckt, lebt die Erinnerung an jeden von ihnen in der alten Garde fort, bis auch ihr Herz den letzten Schlag getan. Noch 1909 waren nicht alle Hunde, die auf Ausstellungen

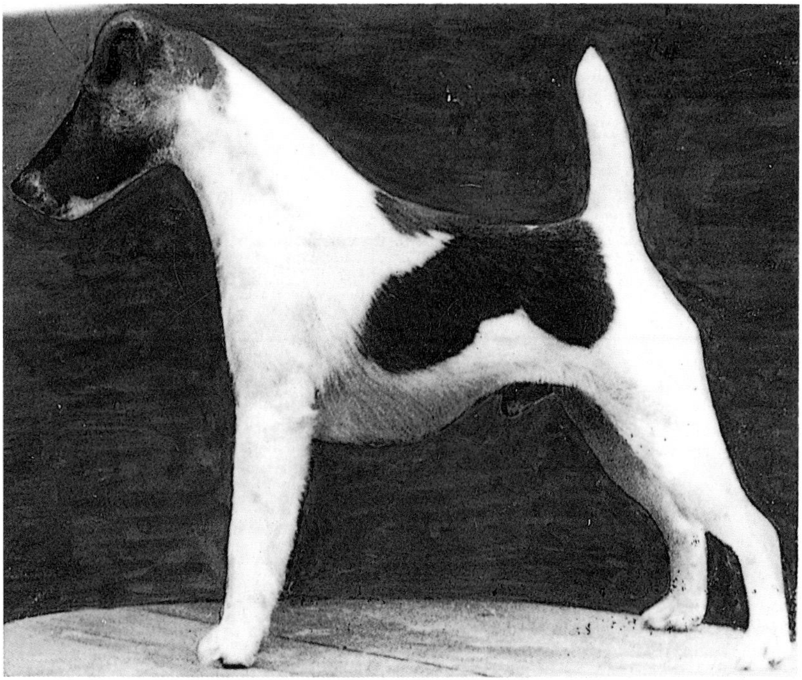

Deutscher, Luxemburgischer und Internat. Champion, 3× Sieger, Verbands-, Bundes- und Weltsieger, Bauhund Fuchs und Bauhund Dachs; **Vasko v. d. Bismarckquelle**

gezeigt wurden, im Rassestammbuch eingetragen, es gab aber damals schon Hunde, die auch heute noch das Auge des Kenners entzücken würden: Bratvogels Import Ch. Bonaparte, Fritzsches Ch. Supreme, Fuldas Farmer Magwitz.

Der Erste Weltkrieg, Revolution, Inflation, Verschleuderung deutschen Vermögens, Erdrosselung der deutschen Wirtschaft, Erwerbslosigkeit und Armut, organisierte Hungersnot unter dem beschönigenden Titel der Nahrungsmittelrationalisierung zerschlugen fast alles, was im Hundesport erreicht war – nur den Sportgeist nicht. Den letzten Bissen mit dem geliebten Foxterrier teilend, rettete mancher seinen Liebling, und als Bratvogel und Lisch dann zum Sammeln blasen ließen, da zeigte sich's, daß aus dem Geretteten ein Neuaufbau möglich war.

Bei einer Geldentwertung auf ein Billionstel – ein Rittergut zu 100 ha gleich einem Quadratkilometer war zu einem Quadratmillimeter geworden – war ein Erwerb neuer Zuchttiere aus England gegen bar nicht denkbar. Und doch fand damals der vielbewunderte Champion Mimulus 6126, ein Vetter von Champion Myrthus, der für 1000 Pfund nach Indien ging, seinen Weg in den Zwinger „v. Degermoos" des Baron v. Lotzbeck, ein Rüde von Format, mit Bombenknochen, langem, etwas massigem Schädel und herausragenden jagdlichen Anlagen, die er seinen Nachkommen mitgab. Frau von Kleist holte für Gürth/Weißenfels die wunderschöne Champion Ringstone Rita herüber, die den Weltsiegertitel errang und mit ihren Nachkommen nach Sg. Caravan Crow, einem anderen Importen, den strahlenden Ruhm des Zwingers „Glückauf" begründete: Guntram Glückauf, Gudula Glückauf und ihre Nachkommen im Zwinger „Gutgesell" fehlen wohl kaum in der Ahnenreihe eines deutschen Glatthaar-Foxterriers. Berühmteste unter den braunen Glatthaar damaliger Zeit war die bildschöne und bitterscharfe Christel-Arminia-Tochter Salve Schnock.

Sie alle hoben, wenn auch nicht für lange, die Beliebtheit des Glatthaar, der dann aber doch wieder zurückgedrängt wurde; denn immer steigender Beliebtheit erfreute sich bald sein Bruder:

Der drahthaarige Foxterrier

Als man in Deutschland anfing, Foxterrier-Reinzucht zu betreiben, kamen bald auch schon einige drahtig behaarte Hunde von England herüber, die Liebhaber fanden, weil ihre harsche Jacke sie besonders widerstandsfähig im Jagdgebrauch erscheinen ließ. Ob sie einen Bart am Fange hatten, war weniger wichtig als wirklich drahtiges Haar, und so konnte der nur mit einigen Borsten am Fang, mit knappem Haar an den Läufen vom Glatthaar nur wenig unterschiedene Champion Hadrian v. d. Oder-Spree hohe Ausstellungslorbeeren einheimsen. Er war keine Ausnahme, denn auch Franz Keil und Faule Grete aus Fuldas Zwinger hatten wenig Bart, aber kein weiches Haar am ganzen Körper, und ganz unglaublich hart war das Haar des von Fritzsche importierten Donnington Bristles, das tatsächlich der vielgerühmten Kokosmatte glich.

Blättert man in den Stammbüchern dieser Jahre, so findet man bald Bilder von Importen, die sich in der Behaarung immer mehr von dem ersten Drahthaar unterschieden. Offenbar war es gerade das Bizarre in

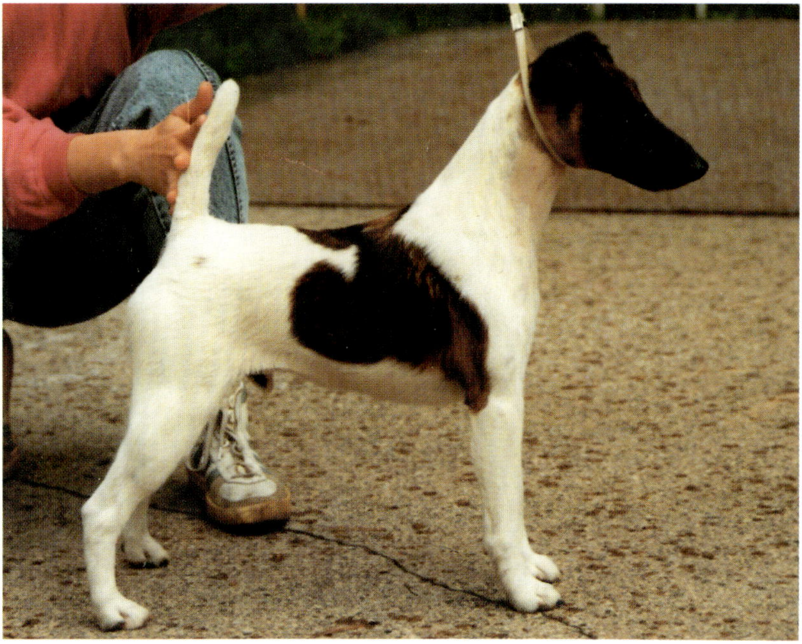

Dänischer, Deutscher, Internat. Champion, 3× Sieger, Bundes-, Europa- und Weltsieger; **Crack v. d. Bismarckquelle**

der Erscheinungsform, gebildet durch einen üppigen Bart und reiche Behaarung an den Läufen, das verantwortlich ist für die wachsende Beliebtheit des Drahthaarigen in breitesten Volksschichten als auffälliger Begleithund, Haushund und Ausstellungshund. Der geschickt frisierte Kopf eines Drahthaar erscheint um gut zwei Zentimeter länger als der gleich lange eines Glatthaar, dicht behaarte Läufe wirken um vieles stärker als glatte.

Unmöglich können alle Importe der damaligen Zeit aufgeführt werden. Ihren Stempel drückten der Zucht vor allem auf Ch. Usksider, Watteau Spellbinder, Croyland Challenger durch seinen Enkel Pepito Astoria, eine etwas übergroße, aber ungeheuer erfolgreiche Zuchtsäule, Croyland Chieftain und manche andere, die jagdlich überragende Courtwood Carry On, die dem Gebrauchszwinger von Fritz Engels einen Stamm harschhaariger, scharfer und feinnasiger Hunde brachte. Viele weitere Beispiele ließen sich nennen.

Der Foxterrier als Jagdhund, als Haus-, Begleit- und Ausstellungshund

Es möge einem von Kindheit an mit der Natur verwachsenen, bis zum Selbstvergessen passionierten Jäger gestattet sein, in glücklichen Erinnerungen zu schwelgen und von seinen Hunden zu erzählen, den Foxterriern, die ihn durch ein reich gesegnetes Jägerleben begleiteten. Ein Zufall war es, daß ich nicht beim Teckel blieb, dem ersten Hunde, den ich mir als Schüler kaufte. Er war ein lieber Kerl, mein Seppel, mein allerserstes Erziehungsobjekt aus der Hundewelt, scharf, der sich im gemeinsamen Kampf mit halbstarken Jagdfrevlern für mich aufzuopfern bereit war und mich gern durch dick und dünn begleitet hätte, wenn er nicht leider als heilloser Knicker bei heißem Wetter oder tiefem Schnee hätte aufgeben müssen.

So mußte ein schnellerer Hund her. Eine drahthaarige Foxterrierhündin, vom Munde abgespart der Kaufpreis, teilte meine Studentenbude, lernte in acht Tagen apportieren, würgte eine streunende Katze und schleppte sie herbei, und als wir beide todmüde nach dieser ersten Heldentat heimwanderten, fuhr ihr eine gummibereifte Droschke geräuschlos über den Leib; trotz unermüdlicher Pflege ging sie nach drei Tagen ein.

Als Dr. Gebbing, Zoodirektor in Leipzig, mir zu künstlerischen Aquarellen aus einem Seewasseraquarium einen Artikel für die Leipziger Illustrierte in Auftrag gab, war ich wieder „flüssig" und konnte meinen Ido Zeititz kaufen. Wenige Wochen später gewann er unter einem englischen Richter den II. Preis in der Offenen Klasse, mir wurde das Vierfache seines Kaufpreises für ihn geboten, aber ich widerstand der schweren Versuchung und habe es nie bereut.

„Fritz" entwickelte einen Lerneifer, wie er selbst unter seiner von Arbeitseifer sprühenden Rasse nicht alltäglich ist. Für den Hausgebrauch apportieren konnte er schon; es war keine Kunst, ihn dazu zu bringen, daß er schlechterdings alles herbeibringen lernte, was er irgend bewältigen konnte: den schweren Winterhasen, den abgewürgten Kater, Rebhuhn, Fasan und Schnepfe, ein Stückchen Würfelzucker oder eine Scheibe Wurst, einen Pfennig oder einen Taler ... Dressurleistungen, die bei „Fritz“ sehr leicht zu erreichen waren.

Aber Zirkuskunststücke waren ja nur Beschäftigungstherapie. Richtig auf Jagd gehen, im Bau am Fuchs arbeiten – auch mal in einer halb voll Wasser stehenden Sammelröhre einer Drainageanlage, zwei Stunden im November –, wie von einem Schlage getroffen herumfahren beim Kreuzen der Wundspur eines Hasen, ihn hetzen und fangen und ein paar hundert Meter weit herantragen, im Schilfdickicht eines Sees stöbern und die Enten heraustreiben, einer geflügelten nachtauchen und sie sauber apportieren, dem Geläufe eines geflügelten Fasanenhahnes nachstürmen, unbekümmert um das gute Dutzend gesunder, die vor ihm hochwerden, und ihn dann herauszerren aus dem Brombeerdickicht und sauber bringen, das war reine Lust und Wonne, und mir schlägt noch heute, nach mehr als vierzig Jahren, das Herz höher, wenn ich einige seiner besten Leistungen in der Erinnerung nachkoste.

Es war nach einer Hofjagd auf Enten in großherzoglich altenburgischen Teichen, als ich zum ersten Male die irrige Meinung hörte, ein Foxterrier, der sauber durchdressiert sei, wäre kein richtiger Foxterrier. Gut war's, daß Fritz diesen Jäger bald eines Besseren belehren konnte. Drei große Vorstehhunde hatten einen wildernden Kater und hopsten laut bellend um ihn herum und kniffen behend aus, wenn er einen Vorstoß machte und mit scharfer Kralle nach ihnen schlug. Fritz, zitternd vor Eifer, blieb gehorsam an meinem linken Bein: Ohne ausdrückliche Erlaubnis war jede Katze für ihn tabu. Als ich vom Jagdleiter die Erlaubnis erhielt, das lärmende Schauspiel in der Weise zu beenden, und darauf meinen Hund anhetzte, war die Katze sofort abgetan, die großen Konkurrenten mit blitzenden Eckzähnen abgewiesen, und schon saß der wohldressierte Foxterrier, der gar kein richtiger Foxterrier sein sollte, mit dem triefnassen Kater vor mir. Den Graben, den er ohne Kater bequem hatte überspringen können, mußte er mit dem Kater im Fange durchschwimmen. Kleinigkeit für diesen Wasserfex.

Es kostete Überwindung, den Hund meinem Freunde Dr. Weigold mitzugeben als Ornithologenhund auf seiner Szetschuan-Expedition. Aber da der Foxterrier der einzige Jagdhund sein soll, der auch in heißen Gegenden eine gute Nase behält, konnte ich den Vorschlag eines Tausches gegen einen gerade für Helgoland bestens brauchbaren

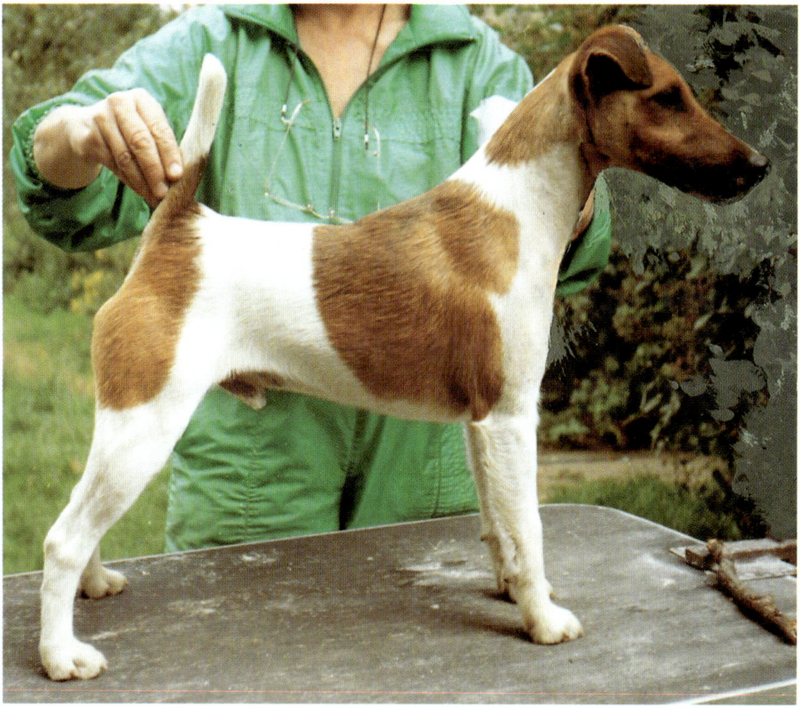

„Schön und scharf!" – Deutscher Champion, Doppel- und Bundessieger, Junghund-, Zucht- und Gebrauchsprüfung, sichtlaut, Bauhund Fuchs; **Daredevil v. d. Bismarckquelle**

Wachtelhund nicht abschlagen. Fritz ging mit, überstand die Fahrt durchs Rote Meer, behielt seine überragend feine Nase und tat seinen Dienst in fernen Landen. Ich sollte ihn nie wiedersehen; der Erste Weltkrieg brach aus – es fehlten die Mittel, den zehnjährigen Rüden wieder mit nach Deutschland zu nehmen.

Im Kriege spielte mir der Zufall eine kleine, braunweiße Münsterländerhündin in die Hände, die zwar nicht so scharf war wie ein Foxterrier, aber eine ebenso feine Spürnase hatte wie mein Ido Zeititz und im Verlorenbringen von Hasen unübertrefflich war. Dazu hatte sie eine Eigenschaft, die Fritz nicht besaß, sie hatte einen herrlichen Spurlaut. Leider erlebte sie das Kriegsende nicht. Wenige Tage, ehe mich die Amerikaner zusammengeschossen aus dem Verbandsraum im

Keller einer Ferme mit Handgranaten herausräucherten und in die Gefangenschaft abführten, wurde sie meinem Feldwebel gestohlen und wahrscheinlich aufgegessen. Ich trauere ihr noch heute nach. Sie konnte Hasen nach kilometerlangen Hetzen herumbrackieren, bis sie mir vor die Flinte liefen, wenn ich unweit der Sasse auf die Rückkehr der Hetze wartete.

Also kam nun für mich als Jagdhund nur ein spurlauter Hund in Frage, und natürlich mußte es ein Foxterrier sein. Es wurde eine glatthaarige Hündin: Lullu v. Degermoos, Tochter des Ch. Mimulus. Schön war sie nicht, die unvergeßliche „Suße", aber scharf, jagdeifrig und gelehrig. Sie wurde die Stammutter sehr guter und schöner Hunde, denen sie ihre jagdlichen Eigenschaften sicher vererbte. Ihre beste Tochter Mentha wich zwölf Jahre nicht von meiner Seite, bis sie, kurz nachdem sie ihren 96. Fuchs abgewürgt hatte, mit Herzschlag tot im Zwinger lag. Getreu meiner Überzeugung, daß der Foxterrier nicht

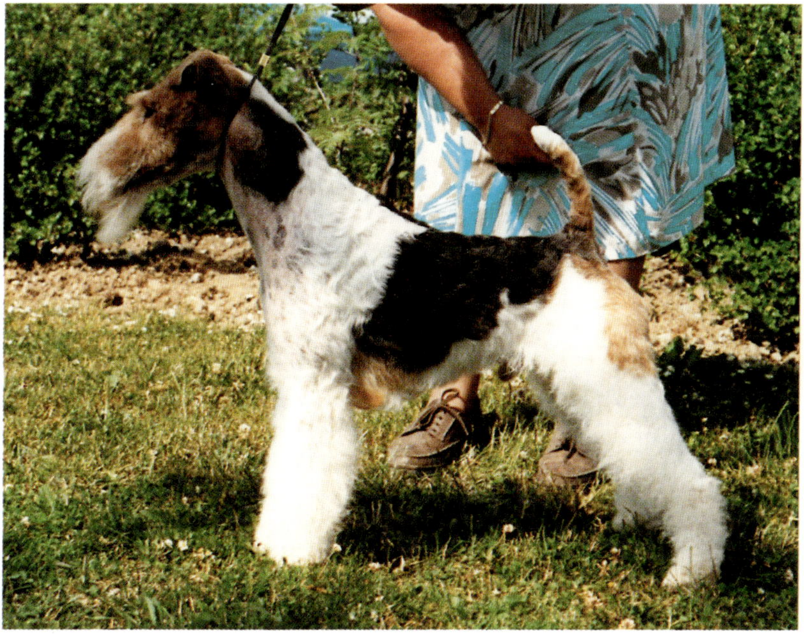

Aus dem Mutterland importierter Drahthaar-Rüde: Deutscher Champion, 3× Sieger; **Louline Headlight**

minder eine saubere Erziehung nötig hat als jeder Jagdhund, gab ich mir auch mit ihrer Ausbildung sehr viel Mühe und habe es nie bereut. Sorgsam bildete ich sie am Kunstbau zum Fuchssprengen aus. Schneller als je ein Zuschauer erwarten konnte, flog auch der schärfste Schliefenfuchs unwiderstehlich aus dem Kunstbau und Reineke auch aus dem Naturbau, wenn das möglich war. Niemals würgte die Hündin einen Fuchs im Bau ab, wenn ich sie nicht anhetzte. Gab ich ihr aber das Kommando zum Fassen, dann rumpelte es sofort in der Tiefe, und gleich danach hörte man von oben das knurrende Würgen und wenig später nur noch verworrenes Rucken und Zerren. Denn stecken ließ sie den abgewürgten Fuchs nie, sondern zog ihn aus dem Bau, so schwer das auch mitunter war. Einmal mußte ich eine Stunde und vierzig Minuten warten, bis sie es geschafft hatte. Zufällig hatte ich beim Anhetzen und Fassen der Hündin nach der Uhr gesehen, weil es schon anfing dunkel zu werden, so daß ich genaue Zeiten angeben kann.

Noch kein Jahr alt, machte sie ihre erste Nachsuche auf einen Rehbock, der auf den Schuß hin sich niedergetan hatte, dann aber in tiefer Dämmerung irgendwie angeregt in einen riesigen Kornschlag gezogen war.

Vierzehn Stunden später brachte ich sie auf den Anschuß, mußte erfahren, daß man mit einem übereifrigen Jagdhunde nicht am Riemen im Getreide arbeiten kann, denn der kreisende Hund wickelt immer wieder den Riemen um Halme und kommt nicht voran. Schweren Herzens mußte ich das junge Hundel frei suchen lassen; es machte die Sache aber gut und gab sogar heftig Laut, als es gefunden hatte. Als Totverbeller habe ich die Hündin trotzdem nicht ausgebildet, sondern als ruhigen und sicheren Riemenarbeiter. Dreimal hatte sie Gelegenheit zu Hetzen an krankgeschossenem Rehwild, das sie noch in Sichtweite an der Drossel niederzog, und einmal riß sie mich am Riemen herum, als ich mit ihr die Wundfährte eines Rehbockes kreuzte, der jenseits der Jagdgrenze mit Schrot beschossen war – angeblich von einem Wilddieb – und sich noch in unsere Grenzdickung geschleppt hatte. Hundert Meter drin in mannshohen Fichten lag er verendet. Daß Fichten so dicht stehen und kratzen können, wenn man sich durch sie hindurchwürgt, unwiderstehlich gezogen vom Schweißriemen, hatte ich bis dahin noch nicht genau gewußt.

Daß ein Foxterrier sich am Fuchsbau Anerkennung holt, ist nichts Neues, daß er sich am kranken Reh nicht mit Stellen begnügt, sondern

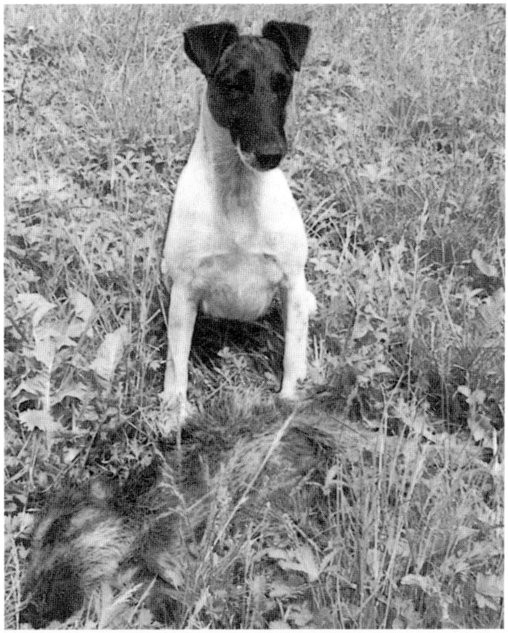

„Schön und scharf!" Jugendchampion, Weltjugend- und Bundessieger, Junghundprüfung, sichtlaut, Bauprüfung; **Nerac v. d. Bismarckquelle**

niederzieht, ist nicht verwunderlich. Aber daß solch ein Knirps auf der Spur des krankgeschossenen Hasen große Hunde beschämt und nach einer strammen Hetze sogar einen Winterhasen frei tragen lernt, das muß man gesehen haben, um es glauben zu können. Nur eine von hundert solcher Nachsuchen soll kurz geschildert werden.

In einer von kleinen Gehölzgruppen durchsetzten Wiesenschlenke in Th., die alljährlich bei der Treibjagd ausgespart wird, wollen wir noch ein paar Weihnachtshasen schießen. Weit auseinandergezogen streifen wir die Wiesen und Brachen ab. Ich habe schon zwei Hasen im Rucksack und bin nicht schnell genug, als ein Hase zwischen mir und dem Nachbarn flüchtig wird. Der Nachbar schießt und schickt seinen Deutsch-Kurzhaar dem Hasen nach. Da ich diesen Hund kenne und weiß, daß er am Waldrande gern seine Hetze aufgibt, schicke ich auch Mentha dem Hasen nach. Bald kündete ihr Spurlaut, daß sie die Hasenspur aufgenommen hat, der Laut verweht im scharfen Ostwinde, der Kurzhaar kommt wieder, der Foxterrier nicht. Ich bitte den

Jagdherrn, doch weiterzugehen, ich will allein auf meinen Hund warten. Das wird nicht angenommen, wir wollen alle vier der Hetze nachgehen. Also lege ich meinen Rucksack, in dem die Hasen stark drücken, unter eine kleine Kiefernkussel, und wir gehen weit ausgeschwärmt zurück. Zwei kleine Waldstückchen haben wir durchquert, vom Hunde aber nichts gehört und gesehen. Wenn er nun den Hasen noch nicht hat, wird er ihn auch nicht mehr fangen können. Also schweren Herzens kehren wir um, schließen uns zusammen und besprechen den Fall im Weitergehen. In der Nachbarjagd dicht hinter der nahen Grenze sind Schüsse gefallen, galten sie vielleicht meinem Hundchen? Da werfe ich einen Blick nach der Kiefernkussel, unter der mein Rucksack liegt. Schimmert es dort nicht weiß? Wahrhaftig! Auf dem Rucksack liegt meine Mentha, und neben ihr der Hase, den sie nach der Hetze von mindestens einem Kilometer gefangen und dorthin getragen hat, wo ich sie anhetzte. Dort lag mein Rucksack, den sie zärtlich liebte, also legte sie sich auf ihm ab, wie sie es gelernt hatte. Wäre der nicht dort gewesen, dann hätte sie sich wohl auf die Keulen gesetzt und zu heulen angefangen. Mit dem Hasen im Fange meine Spur zu halten, hätte sie wohl nicht fertiggebracht, den Hasen aber zu verlassen, noch weniger.

Rassekennzeichen

Foxterrier (Glatthaar)

Standard Nr. 12/20. 9. 1988/D

Ursprungsland: Großbritannien
Allgemeines Erscheinungsbild: aktiv, lebhaft. Mit Knochenstärke und Kraft in kleinem Rahmen, keinesfalls schwerfällig oder grob wirkend. Weder hoch noch zu niedrig auf den Läufen stehend. Er sollte wie ein gut gebautes Jagdpferd mit kurzem Rücken im Stand viel Boden decken.
Charakteristika: lebhaft, schnell in der Bewegung, wachsam im Ausdruck, gespannt vor Erwartung.
Wesen: freundlich, aufgeschlossen und furchtlos.
Kopf und Schädel: Schädel flach, mäßig schmal, zu den Augen hin schmaler werdend. Ein leichter Stop ist erkennbar. Keinesfalls ausgefüllte Wangenpartie. Ober- und Unterkiefer kräftig und muskulös und unter den Augen nur geringfügig abfallend. Dieser Teil des Vorgesichts soll fast wie gemeißelt wirken und nicht in einer geraden Linie keilförmig abfallen. Nase schwarz.
Augen: dunkel, klein und ziemlich tief eingebettet, so rund wie möglich. Ausdruck lebhaft und intelligent.
Ohren: klein, V-förmig und eng an der Wange nach vorn kippend, nicht seitlich am Kopf herabhängend. Die Kippfalte des Ohres befindet sich oberhalb der Schädellinie. Ohrleder mäßig dick.
Gebiß: kräftige Kiefer mit einem perfekten, regelmäßigen und vollständigen Scherengebiß, wobei die obere Schneidezahnreihe ohne Zwischenraum über die untere greift und die Zähne senkrecht im Kiefer stehen.
Hals: trocken und muskulös, ohne Wamme, von passender Länge, sich zu den Schultern hin allmählich verbreiternd.
Vorhand: Schultern lang und schräg, gut nach hinten gelagert, fein an den Schultergelenken, klar umrissen am Widerrist. Aus jedem Blick-

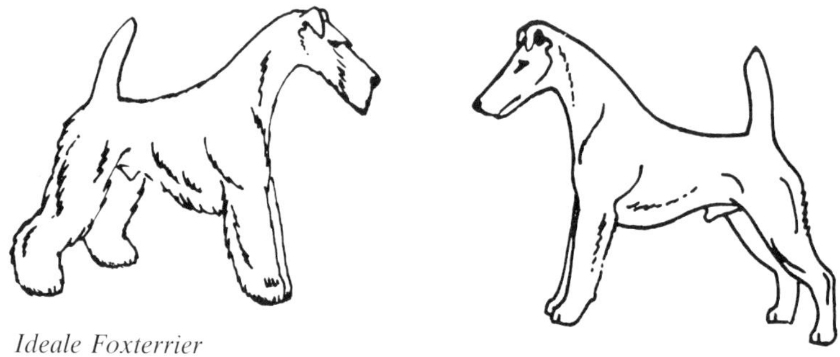

Ideale Foxterrier

winkel müssen die Vorderläufe gerade sein, wobei die Knöchelpartie wenig oder gar nicht erkennbar ist. Sie sollen von oben bis unten starkknochig sein.

Gebäude: Brust tief, nicht breit. Rücken kurz, gerade und kräftig, ohne Schlaffheit. Kraftvolle Lendenpartie, sehr leicht gewölbt, vordere Rippen mäßig gewölbt, hintere Rippen gut zurückreichend.

Hinterhand: kräftig und muskulös und straff, frei von Schlaffheit oder Schwäche. Oberschenkel lang und kraftvoll, Sprunggelenke tief stehend, gut gewinkelte Kniegelenke.

Pfoten: klein, rund und kompakt. Ballen hart und strapazierfähig. Zehen mäßig gewölbt. Weder nach innen noch nach außen gedreht.

Rute: üblicherweise kupiert. Ziemlich hoch angesetzt, aufrecht, jedoch nicht über den Rücken gezogen oder geringelt getragen. Rute von guter Stärke.

Gangart/Bewegung: Vorder- und Hinterläufe bewegen sich geradeaus und parallel zueinander vorwärts. Die Ellenbogen bewegen sich parallel zum Körper, frei an dessen Seiten arbeitend. Die Kniegelenke drehen weder nach innen noch nach außen. Sprunggelenke nicht dicht nebeneinander stehend. Guter Schub kommt aus der geschmeidigen Hinterhand.

Haarkleid: gerade, flach anliegend, glatt, hart, dicht und füllig. Weder Bauch noch Innenseite der Schenkel dürfen kahl sein.

Farbe: vorherrschend weiß, entweder einfarbig weiß, weiß mit lohfarbenen oder schwarzen Abzeichen. Gestromte, rote oder leberbraune Abzeichen sind höchst unerwünscht.

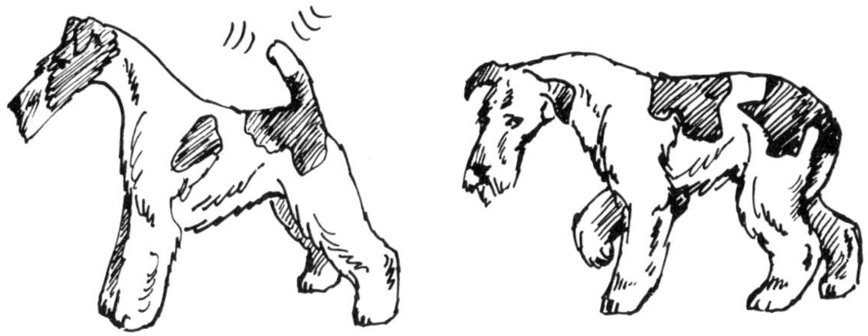

Nie verzagt, nie gleichgültig, immer brennend vor Arbeitseifer, das charakterisiert den Foxterrier

Größe/Gewicht: Gewicht: Rüden: 7,2 kg bis 8,1 kg, Hündinnen: 6,8 bis 7,7 kg.
Fehler: jede Abweichung von den vorgenannten Punkten sollte als Fehler angesehen werden, dessen Bewertung im genauen Verhältnis zum Grad der Abweichung stehen sollte.
Anmerkung: Rüden sollten zwei offensichtlich normal entwickelte Hoden aufweisen, die sich vollständig im Skrotum befinden.

Foxterrier (Drahthaar)

Standard Nr. 169 / 28. 9. 1988 / D

Ursprungsland: Großbritannien
Allgemeines Erscheinungsbild: aktiv und lebhaft. Vereint in kleinerem Rahmen Knochenstärke und Kraft. Nie schwerfällig oder grob. Vollkommen ausgewogen in der Gestalt, dies gilt insbesondere für das ausgeglichene Verhältnis von Schädel und Vorgesicht; ebenso sollten Schulterhöhe und die Körperlänge von den Schulterspitzen bis zu den Sitzbeinhöckern annähernd gleich groß erscheinen. Im Stand wie ein Jagdpferd mit kurzem Rücken viel Boden deckend.
Charakteristika: lebhaft, schnell in der Bewegung, mit durchdringendem Ausdruck, voll gespannter Erwartung bei der geringsten Herausforderung.
Wesen: freundlich, aufgeschlossen und furchtlos.

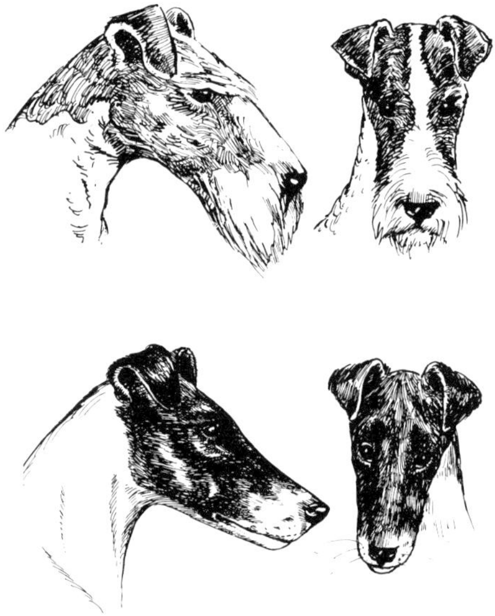

Ideale Köpfe: die Drahthaarköpfe erscheinen länger, sie haben aber die gleichen Maße

Kopf und Schädel: obere Linie des Schädels nahezu flach, leicht abfallend und in Richtung der Augen allmählich schmaler werdend. Nur wenig Unterschied in der Länge von Schädel und Vorgesicht. Ist das Vorgesicht deutlich kürzer, wirkt der Kopf schwach und unfertig. Das Vorgesicht verjüngt sich allmählich von den Augen zum Fang hin und zeigt eine leichte Vertiefung am Übergang zum Schädel, jedoch nicht derart, daß das Vorgesicht unterhalb der Augen eingefallen oder ausgehöhlt wirkt. Dort soll das Vorgesicht gut geformt und ausgefüllt sein. Eine übermäßige Ausprägung der Kieferknochen oder -muskulatur ist unerwünscht und unansehnlich. Volle und runde Wangenkonturen unerwünscht. Nase schwarz.
Augen: dunkel, voll Feuer und Intelligenz, mäßig klein, nicht vorstehend und so rund wie möglich. Nicht zu weit auseinanderliegend, dabei weder zu hoch auf dem Schädel noch zu dicht bei den Ohren angeordnet. Ein helles Auge ist höchst unerwünscht.
Ohren: klein, V-förmig, Ohrleder mäßig dick. Ohren mit einer ordentlichen Falte nach vorne dicht an die Wangen fallend. Die obere Kante

des gefalteten Ohres liegt gut oberhalb der Schädellinie. Steh-, Tulpen- oder Rosenohren sind höchst unerwünscht.
Gebiß/Fang: kräftige Kiefer mit einem perfekten, regelmäßigen und vollständigen Scherengebiß, wobei die obere Schneidezahnreihe ohne Zwischenraum über die untere greift und die Zähne senkrecht im Kiefer stehen.
Hals: trocken und muskulös, von guter Länge, ohne Wamme, sich zur Schulter hin verbreiternd. Von der Seite betrachtet, zeigt er einen anmutigen Bogen.
Vorhand: von vorne betrachtet, fallen die Schulterblätter vom Halsansatz an gerade zum fein ausgebildeten Schultergelenk nach unten. Von der Seite gesehen lang, gut zurückliegend und schräg. Widerrist immer wohlgeformt. Brust tief, nicht breit. Die Läufe müssen, von allen Seiten betrachtet, gerade und starkknochig bis hinunter zu den Pfoten sein. Ellenbogen lotrecht zum Körper, in der Bewegung frei und geradeaus an dessen Seiten arbeitend.
Gebäude: Rücken kurz, gerade und kräftig, ohne Schlaffheit. Muskulöse, sehr leicht gewölbte Lendenpartie. Tiefe Brust, vordere Rippen mäßig gewölbt, hintere Rippen gut zurückreichend und gut gewölbt. Sehr geschlossen, kurze Lendenpartie.
Hinterhand: kräftig und muskulös, ohne ein Anzeichen von Schlaffheit oder Schwäche; Oberschenkel lang und kraftvoll. Kniegelenke gut

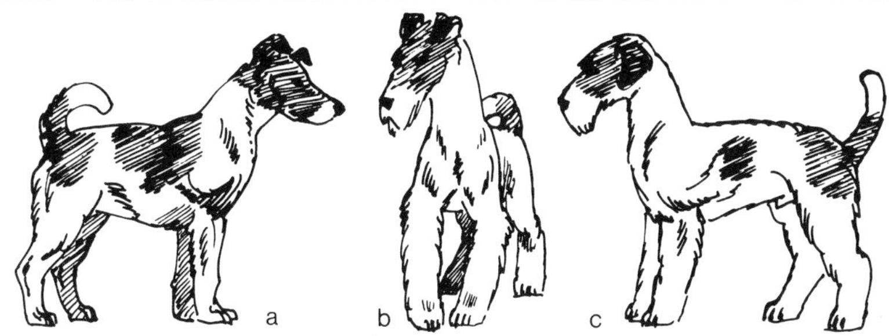

Drei wenig schöne Hunde – man sieht sie immer seltener: a – plump, beladene Schulter, kurzer Hals, krumme Rute; b – Hals und Kopf schön, aber lose Ellenbogen, krumme Rute; c – gewöhnlicher Hund, dicke Schultern, zu fleischige Lende, die das Gangwerk behindert, kerzengerade Rute – kein Adel

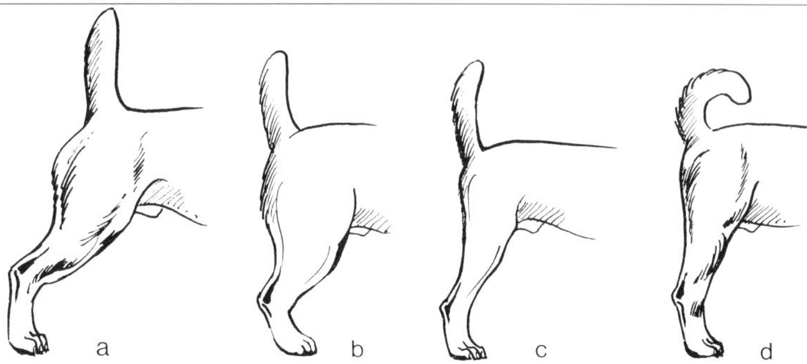

a – Etwas idealisierte Hinterhand, ideal angesetzte und getragene Rute; b – zu fleischige, verschwommene Muskulatur, etwas tiefer Rutensitz; c – muskelarm, kraftlos; d – steile, stelzenartige Hinterhand, krumme Rute, steifer Rücken

gewinkelt, weder ein- noch ausdrehend. Sprunggelenke tief stehend, aufrecht und parallel bei der Betrachtung von hinten. Eine Kombination von kurzem Unterschenkel und geradem Kniegelenk ist höchst unerwünscht.

Pfoten: rund, kompakt, mit kleinen, strapazierfähigen und gut gepolsterten Ballen. Zehen mäßig aufgeknöchelt. Weder nach innen noch nach außen gedreht.

Rute: Üblicherweise kupiert. Hoch angesetzt, aufrecht, jedoch nicht über den Rücken gezogen oder geringelt getragen. Rute von guter Stärke und angemessener Länge.

Gangart/Bewegung: Vorder- und Hinterläufe werden gerade und parallel zueinander in Bewegungsrichtung bewegt. Die Ellenbogen bewegen sich ungehindert und parallel an den Körperseiten. Die

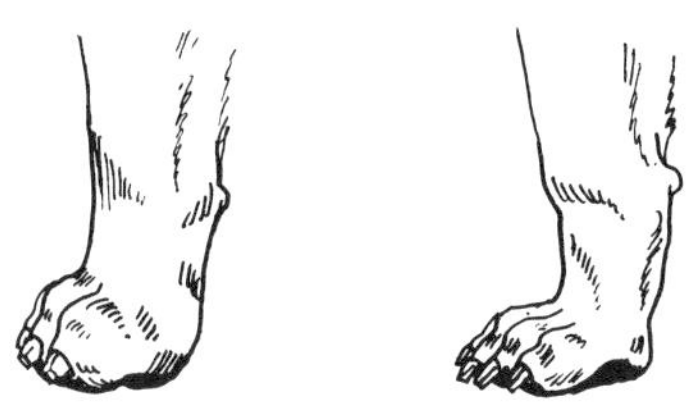

Idealisierte Pfote *Hasenpfote*

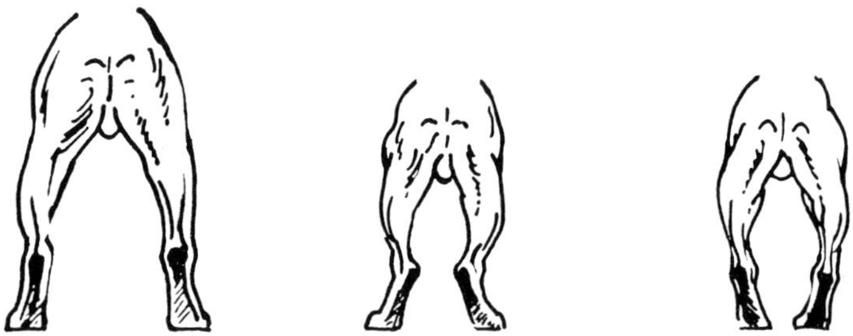

Gute Hinterhand *hackeneng, kuhhessig* *zeheneng, faßbeinig*

Kniegelenke werden weder ein- noch ausgedreht. Die geschmeidige Hinterhand entwickelt viel Schub.

Haarkleid: dicht, sehr drahtige Textur, Länge etwa 2 cm an den Schultern bis etwa 4 cm am Widerrist, am Rücken, an den Rippen und an Vor- und Hinterhand und mit Unterwolle, die aus kurzem weichem Haar besteht. Das Haar auf dem Rücken und an Vor- und Hinterhand ist härter als das Haar an den Seiten. Das Haar an den Kiefern ist kraus und von ausreichender Länge, um dem Vorgesicht den Ausdruck von Kraft zu verleihen. Haar an den Läufen dicht und kraus.

Farbe: vorherrschend weiß mit schwarzen oder lohfarbenen Abzeichen. Gestromte, rote, leberbraune oder schieferblaue Abzeichen unerwünscht.

Größe/Gewicht: Widerristhöhe für Rüden nicht mehr als 39 cm, Hündinnen etwas kleiner. Idealgewicht in Ausstellungs-Kondition für Rüden 8,25 kg, etwas weniger für Hündinnen.

Fehler: jede Abweichung von den vorgenannten Punkten sollte als Fehler angesehen werden, dessen Bewertung im genauen Verhältnis zum Grad der Abweichung stehen sollte.

Anmerkung: Rüden sollten zwei offensichtlich normal entwickelte Hoden aufweisen, die sich vollständig im Skrotum befinden.

Foxterrier-Zucht

Vorbemerkungen: Die Foxterrier-Zucht ist ein Hobby, das sich der eine mehr kosten läßt als der andere. Tierliebe ist hierfür die Grundvoraussetzung.

Züchten bedeutet nicht Vermehren und Verdienen, sondern Veredeln und Verbessern. Der Züchter muß ständig investieren, riskieren und selektieren; er ist hierbei dem Standard und seinem Gewissen verantwortlich und hat viele einschlägige Bestimmungen zu beachten und sich der kritischen Öffentlichkeit zu stellen.

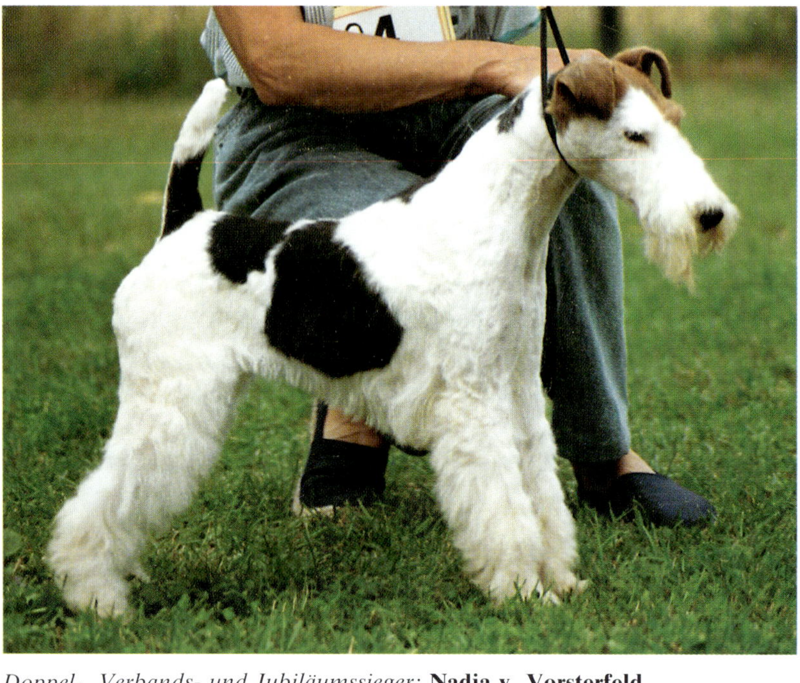

 Doppel-, Verbands- und Jubiläumssieger; **Nadja v. Vorsterfeld**

Das Zuchtziel

Dies ist der gesunde und wesensfeste Foxterrier, der auf Zuchtschauen und jagdlichen Prüfungen gleichermaßen hervorsticht, sich in der Jagdpraxis bewährt und als Haus- und Begleithund stets freundlich, aufgeschlossen und furchtlos ist.

Zum Züchten ist das Beste gerade gut genug – dieser alte und bewährte Grundsatz ist der Schlüssel für eine erfolgreiche Zucht.

Zweimal im Jahr wird normalerweise eine Hündin heiß, brünstig, sie bekommt ihre Laufzeit. Schon einige Zeit vor dem Eintritt der Hitze ändert sich ihr Benehmen. Sie beschnuppert gründlich Bäume und Laternenpfähle, an denen Rüden Spuren ihrer Anwesenheit hinterließen, hebt einen Hinterlauf nach vorn und benäßt Baum oder Eckstein, um auf diese Weise ihre Annonce „im kleinen Anzeiger für die Hundewelt" zu hinterlassen. Dann verliert sie etwas Blut aus der angeschwollenen Schnalle (Scheide): Sie beginnt zu „färben". In dieser ersten Zeit der Hitze begrüßt sie zwar jeden Rüden aufgeregter als sonst, kokettiert etwas mit ihm; sowie er aber zudringlich werden will, knurrt sie leise, und wenn er diese Warnung überhört, fährt sie ihn an, entblößt die Fangzähne und schnappt sogar nach dem Freier.

Etwa am neunten oder zehnten Tag des Färbens aber läßt ihr abweisendes Wesen nach. Sie läßt sich vom Rüden beschnuppern und belecken, hebt die Scheide an und dreht die Rute gekrümmt zur Seite. Ist sie unbeaufsichtigt, so läuft sie ein Stückchen weg, versucht den Rüden spielend mit sich zu locken, führt ihn oft stundenlang hinter sich her, bis sie ihn dann annimmt, es kommt zum Deckakt und zum „Hängen", bis sich das Paar nach etwa 20 Minuten trennen kann. Da sich bei freilaufenden Hunden gewöhnlich eine ganze Anzahl Rüden dem laufenden Paar angeschlossen hat, beißt der stärkste zunächst die anderen ab; hat er den Deckakt vollzogen, so tritt zumeist der nächststärkere Rüde an seine Stelle und wird angenommen. Eine Hofhündin auf dem Dorfe, die frei laufen kann, bringt Würfe, deren Vaterschaft höchst ungewiß ist: Naturzustand der Urahnen!

Wenn der Besitzer einer Hündin einen Rüden der gleichen Rasse aus seiner Nachbarschaft zum Decken seiner Hündin heranzieht, nur damit sie einmal Mutter wird – ohne viel nachzuforschen, ob das Paar hinsichtlich seiner äußeren Erscheinung und seiner Erbanlagen zusammenpaßt –, wiederholt er beinahe den Urzustand. Von zielbewußter Rassezucht kann dann keine Rede sein. Anlaß zu solch planloser

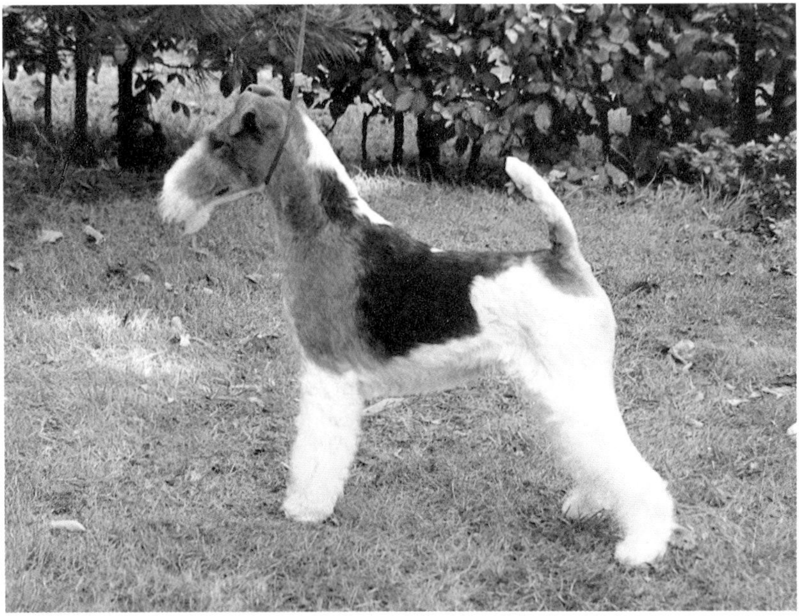

Deutscher und Luxemburgischer Champion, Europasieger; **Raissa v. d. Bismarckquelle**

Gelegenheitszucht ist zumeist der Aberglaube, es sei gut für die Hündin, wenn sie einmal Mutter wird. Manche Hündin, die nicht gedeckt wird, macht die Erscheinungen durch, die mit normaler Trächtigkeit und dem Säugen der Jungen verbunden sind. Sie nimmt an Umfang und Körpergewicht zu, sie bekommt ausgefallenen Appetit auf sonst verschmähte Bissen, sie legt sich ins eingebildete Wochenbett, sie liefert sogar Milch, die sie sich manchmal selbst absaugt. Diese sogenannte Scheinträchtigkeit tritt aber bei den dazu veranlagten Hündinnen nicht nur auf, wenn sie jungfräulich sind, sondern auch dann, wenn sie bei einer Hitze nicht gedeckt wurden, eine Läufigkeit in der Zucht übergangen wurde; die Mutterschaft schließt Scheinträchtigkeit für später nicht aus.

Als zweiter Grund dafür, daß eine Hündin gedeckt werden müsse, wird oft angeführt, daß sie im Alter leicht Gesäugekrebs bekommen könne, wenn sie nie Mutter war. Gewiß kommt es bei alten Hündinnen zu Gesäugekrebs. Unter einigen tausend Hündinnen wird eine davon befallen; aber dieser Fall ist bei gewesenen Müttern nicht seltener als bei alten Jungfern des Hundegeschlechts.

Nur um der Hündin einen Wurf zu gönnen, sollte man nicht mit ihr züchten. Es gehen mehr Hündinnen, die in der Stadt unter beschränkten Verhältnissen gehalten werden, denen der tägliche Auslauf über 20 und mehr Kilometer fehlt, die daher gar nicht normal leben können, beim Werfen ein, als vielleicht vom Gesäugekrebs befallen werden.

Gewiß ist es eine große Freude für den Hundeliebhaber, wenn er einen Wurf junger Hunde aufziehen kann. Neben der Freude bedeutet das aber auch sehr viel Arbeit.

Drei Wochen lang braucht man sich zunächst um den Wurf fast nicht zu kümmern. Je weniger man das tut, desto besser gedeihen die Kleinen. Aber dann, wenn sie das Nest verlassen, in der Wohnung umherkrabbeln und aus dem bißchen Welpenmilch, das sie bekommen, ungeahnte Pfützchen produzieren, wenn die Mutterhündin auch

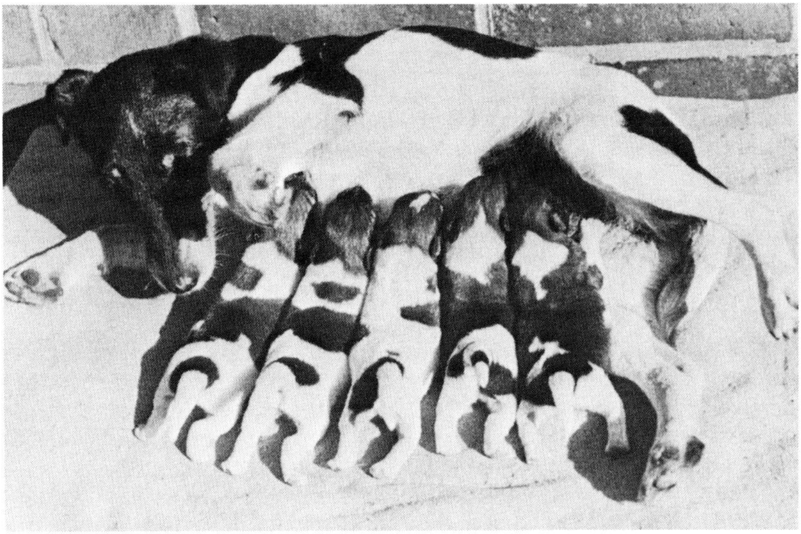

Fünf 48 Stunden alte, putzmuntere Glatthaar-Foxterrier-Welpen gilt es zu ernähren. In den ersten Wochen übernimmt die Hündin mit ihrer Milch diese Aufgabe. Dann aber soll der Mensch sie entlasten und mit einer ausgewogenen, eiweißreichen Zufütterung beginnen

die „großen“ Spuren nicht mehr aufleckt und beseitigt, dann geht die Arbeit los, der man sich nicht entziehen kann, soll die ganze Wohnung nicht den Geruch eines Raubtierhauses bekommen. Ständig mehrt sich diese Arbeit, bis man die acht Wochen alten Jungen absetzen und verkaufen darf.

Gewiß ist es sehr niedlich, wenn die kleinen Knirpse bei ihren Raufereien ihre Stimmchen erproben. Aber wenn sieben Wochen alte Foxterrier ernstlich zu raufen beginnen – sie können sich schon gegenseitig abwürgen –, wenn die Nachbarn anfangen, sich über den Lärm zu beschweren, wenn ein Beamter vom Finanzamt kommt und sonderbare Fragen stellt, ehe er sich mit unheilverkündender Miene entfernt, dann möchte man doch lieber heute als morgen die Kleinen los sein. Es kommen auch Interessenten, sind entzückt von den Kleinen, versprechen wiederzukommen – und vergessen es dann aber doch sehr oft.

Planlos mit einer Hündin zu züchten, nur um sie einmal werfen zu lassen, ist also keinesfalls ratsam.

Daß es kein größeres Glücksspiel geben könne als die Foxterrierzucht, glaubt heute niemand mehr. Zwar steht fest, daß durch Paarung vorzüglicher Hunde miteinander nicht nur vorzügliche Nachkommen gezüchtet werden; die Erbgesetze, von Augustinerpater Mendel entdeckt und dann in jahrzehntelanger Forschungsarbeit wissenschaftlich begründet, geben dafür die Gründe an. Jede einzelne der in die Hunderte oder gar Tausende gehenden Eigenschaften eines Rassetieres werden in der Anlage von beiden Eltern ererbt. Leider trifft der Idealfall, daß beide Eltern in bezug auf die erwünschten Eigenschaften reinerbig (homozygot) sind, nur selten zu. Man kann es leider auch den Tieren selbst nicht ansehen, ob sie ihre erwünschten Eigenschaften reinerbig in sich tragen und daher mit einem ebenso ausgestatteten Partner auch vererben müssen. Denn es gibt viele Eigenschaften, die dominant in Erscheinung treten: Auch wenn sie nur im Erbgut eines der Partner vorhanden waren, zeigt sie der Nachkomme. Von dessen Nachkommen wiederum können manche sie jedoch vermissen lassen. Andere Eigenschaften, die sogenannten rezessiven, werden nur dann am Nachkommen sichtbar, wenn sie von beiden Eltern ererbt sind. Sie in der Zucht festzuhalten ist sehr einfach, denn man braucht nur zwei Tiere mit der rezessiven Eigenschaft miteinander zu paaren, dann müssen alle Nachkommen die Eigenschaften haben.

Da man einem Tier aber nicht ansehen kann, ob es irgendeine rezessive Eigenschaft, nur von einem der Eltern ererbt, in sich trägt,

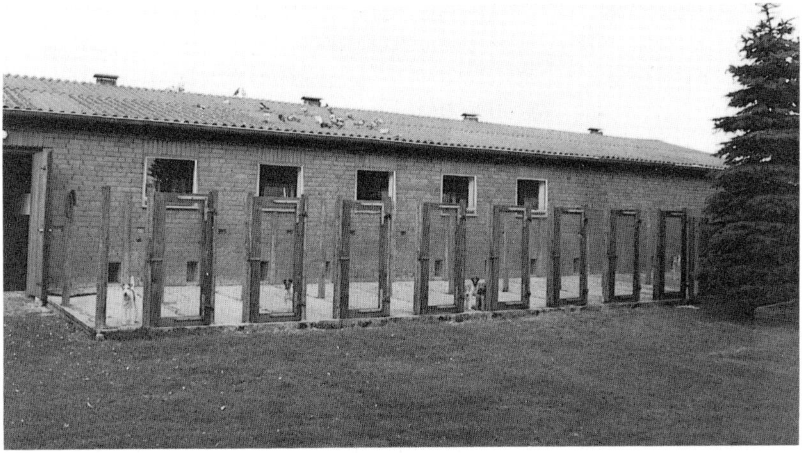

Licht, Luft und viel Bewegung – dazu noch viel Liebe! Teilansicht des Zwingers „von der Bismarckquelle“

können solche Eigenschaften, scheinbar neu, in Wahrheit aber aus uraltem Erbgut stammend, auch bei Nachkommen auftreten, deren Eltern nach ihrer Erscheinung nicht ahnen ließen, daß sie Träger dieses Erbgutes waren.

Paaren wir aber Tiere miteinander, die beide eine erwünschte Eigenschaft zeigen, aber nicht erbrein sind, also eine dominante Eigentümlichkeit aufweisen, die nur von einem Elternteil ererbt ist, können überraschenderweise Nachkommen entstehen, die diese Eigenschaft vermissen lassen und deren Nachkommen sie ebenfalls nie wieder zeigen werden, wenn sie mit Partnern gleichen Mangels gepaart werden. Unerwünschte Eigenschaften, die sich dominant vererben, sind leicht „auszumerzen“, man braucht nur Tiere mit diesem Mangel nicht als Zuchttiere zu benutzen. Erwünschte Eigenschaften dieses Erbcharakters aber lassen sich ohne „Rückschläge“, ohne Zuchtversuche nicht festhalten. Mängel aber, die sich rezessiv vererben, also nicht ohne Zuchtversuch zu erkennen sind, schleppen sich leicht unerkannt durch viele Generationen.

Leider kann diese wichtigste Zuchtgrundlage, das Mendelsche Erbgesetz, in diesem Rahmen nur gestreift werden. Sehr umstritten ist die Frage, ob Inzucht schädlich ist oder nicht. Sie kann auch gar nicht beantwortet werden, denn Inzucht kann sehr schädlich sein, sie kann aber auch großen Nutzen bringen. Es kommt alles auf die erkennbaren und verdeckten Anlagen der Zuchttiere an. Unter allen Umständen ist Inzucht zu vermeiden mit Tieren, die einen Fehler haben. Ob dies ein Schönheitsfehler ist oder eine krankhafte Anlage, ob eine im Erscheinungsbild gar nicht erkennbare, unerwünschte Anlage im Erbgut beider Eltern steckt, die Inzucht bringt es an den Tag: Schlechtes wird noch schlechter.

Wer sich von Inzucht eine Steigerung erwünschter Eigenschaften verspricht, muß ebenfalls Enttäuschungen hinnehmen. Nur wenn man Familienzucht treibt mit Tieren, die in vielen Geschlechterfolgen frei waren von Mängeln, also mit Wahrscheinlichkeit solche auch nicht unerkannt in sich tragen, kann man Nachkommen erwarten, die sich zu Sternen entwickeln können, wenn bei der Aufzucht nichts versäumt wurde und das nötige Glück dazukommt.

Mancher schwört auf die These, die Abstammung sei viel wichtiger als die Erscheinungsform des Tieres. Auch das trifft nur zum Teil zu. Gewiß kann ein Tier allerbester Abstammung, das unter schlechten Bedingungen aufgezogen wurde, trotz äußerlicher Mängel ein brauchbares Zuchttier sein. Das kann man aber nie wissen. Denkbar ist es auch, daß gerade dieses zurückgebliebene Tier beweist, daß die vielgerühmte „Blutlinie“ doch nicht frei ist von unerwünschten, lange als rezessives Erbgut unerkannt mitgeschleppten Eigenschaften, die nun plötzlich zutage treten.

Natürlich soll man die Abstammung von einer langen Ahnenreihe fehlerfreier Tiere nicht als nebensächlich ansehen. Aber ebenso muß man Wert legen auf durchaus rüdenhafte, kraftstrotzende, wesensfeste, nervenstarke, scharfe und bewegliche Zuchtrüden ohne Übertreibung von Einzelpunkten, also von vollkommener Harmonie, und bei der Zuchthündin auf eine weibliche, ja mütterliche Erscheinung, nicht minder wesensfest wie der Rüde, ebenso scharf, ebenso gut im Gangwerk und klar im Knochenaufbau.

Beide Elternteile geben an Erbgut je eine Hälfte weiter an die Welpen. Die Mutter aber ist während der Säugezeit zugleich auch Erzieherin und Vorbild des Wurfes, und daher ist ihr Wesen noch wichtiger als das des Vatertieres. Wer als Züchter eine gute Mutterhündin hat, der hat einen Haupttreffer in der Lotterie gemacht. Daß er sich mit Leib und Seele der Foxterrierzucht verschreibt und keine andere Leidenschaft, keine andere Entspannung kennt als sie, keinen anderen Unterhaltungsstoff gelten läßt als Zuchtprobleme, keine bessere Lektüre als die Zuchtbücher seiner Rasse, kein lockenderes Ziel als die nächste Hundeausstellung, das kann nur begreifen, wer von der gleichen Leidenschaft besessen ist.

Die Technik des Züchtens unterscheidet sich bei den einzelnen Hunderassen kaum. Die Wichtigkeit der richtigen Zusammenstellung der Zuchttiere, also die Zuchtwahl, kann nicht genug betont werden. Erleichtert wird dieser schwierigste Teil der Zucht durch regelmäßigen Besuch von Ausstellungen – und Prüfungen für den Leistungszüchter. Erst der Richter öffnet vielfach auch einem sonst recht guten Kenner seiner Rasse die Augen über Vorzüge und Schwächen; denn wenn man seinen Hund täglich um sich hat, verliert man sehr leicht den richtigen Blick. Man sieht Vorzüge an ihm, die er nur in geringem Maße hat, man stößt sich an kleinen Schwächen, die nicht selten sehr unbedeutend sind, vor allem aber, man hat keinen Abstand, keinen Überblick, verliert sich in Kleinigkeiten. Man soll nicht sagen: der Richter ist auch kein Hexenmeister, wie soll er in wenigen Minuten einen Hund besser beurteilen können als der Eigentümer, der ihn täglich um sich hat? Eben, daß er den Hund nicht täglich um sich hatte, macht sein Urteil unbefangen und sachlich! Als ich einmal einer sehr erfolgreichen Züchterin gegenüber lobend anerkannte, daß sie mit Anstand einem besseren Hund neidlos den ersten Platz räumte, antwortete sie mit herrlichem Freimut: „Ja, aber wenn ich verdientermaßen gewinne, dann freue ich mich wie ein Stint!“ Ja, freuen soll man sich grenzenlos, wenn man gewinnt, und stolz soll man sein, wenn einem die Liebe zu seinem Hund nicht den Blick getrübt hat, sondern der Richter bestätigt, daß der Hund wirklich so gut ist, wie man selber glaubte.

Auf Ausstellungen kann man auch den richtigen Partner für seine Hündin finden. Nicht der erste beste – der beste soll es sein; der zweitbeste ist für die Zucht nicht gut genug. Dieser Spitzenrüde muß aber unbedingt zu der zuchtwürdigen Hündin passen. Hierbei ist ausschlaggebend: Ausgleich im Exterieur, Blutanlehnung, Erbwert des Rüden.

Man versucht, etwaige Schwächen der Hündin durch besondere Vorzüge des Rüden auszugleichen. Dies gelingt eher, wenn die Partner in naher Generation einen bedeutenden Vererber als gemeinsamen Ahnen haben, der in den zu verbessernden Punkten ebenfalls besondere Vorzüge aufweist. Der ideale Deckrüde ist gefunden, wenn er sich als Vererber bereits einen Namen gemacht hat und die angestrebten Pluspunkte sicher weitergibt, also „vererbt“.

Kommt der Züchter von Ausstellungshunden also nicht ohne Besuche von Ausstellungen aus, so ist es ganz undenkbar, Leistungszucht vielseitig brauchbarer Hunde zu betreiben, ohne jede erreichbare Jagdhundprüfung auch anderer Rassen zu besuchen. Natürlich gehört kein Foxterrier auf eine Prüfung für Vorstehhunde, denn dort wird er mit fremdem Maßstab gemessen; aber wissen muß man, was dort geleistet wird, um Gleiches oder Besseres zu erstreben! Auf den Leistungsprüfungen für Foxterrier aber sollte jede Hündin, mit der Gebrauchshunde gezüchtet werden sollen, unbedingt ihre Anlagen im Vergleich mit anderen feststellen lassen. Vor einem Hund ohne Schärfe kann man keine Füchse graben; fehlt dem Hund eine gute Nase, kann er weder eine gute Stöberarbeit noch eine Schweißarbeit leisten, und daß ein wasserscheuer Hund zur Entenjagd unbrauchbar ist, weiß jeder. Zwar liegt mitunter ein Versagen eines Prüflings auch an mangelnder Ausbildung oder ungeschickter oder nervöser Führung, aber auch der geschickteste Führer kann Hunde nicht zum Sieg führen, denen die notwendigen Anlagen fehlen, und deshalb sollen die Junghundprüfungen die Spreu vom Weizen absondern und feststellen, für welche Hunde sich eine Ausbildung zum Gebrauchshund lohnt. Die Zuchtprüfung zeigt dann die weitere Entwicklung ohne fertige Ausbildung, die Gebrauchsprüfung aber zur vollen Leistung herangereifte Hunde, die der Rasse die Anerkennung anspruchsvoller Jäger erwerben.

Eine Foxterrierhündin ist ebenso wie Hündinnen anderer Rassen im Durchchnitt 63 Tage trächtig und wirft vier bis sechs Welpen. Eine gesunde, ausreichend, aber nicht übertrieben gefütterte Hündin, die bis in die letzte Woche der Trächtigkeit täglich einige Stunden Bewegung hatte, wirft zumeist ohne jede Hilfe. Starke Würfe kommen manchmal etwas früher zur Welt, man sollte also die Vorbereitungen spätestens am 58. Tage getroffen haben; aber auch wenn sich der Wurf mehr Zeit läßt als üblich, ist noch kein Grund zur Besorgnis. Sicherheitshalber aber überwacht man die Hündin dann doch genau. Bei Spätwürfen kann ein einziger, übergroßer Welpe zur Welt wollen, dem ein erfahrener Tierarzt behutsam dabei helfen muß . . . geht das Fruchtwasser ab, ohne daß die Geburt folgt, ist rasche Hilfe nötig.

Komplikationen sind aber Ausnahmen. Normalerweise wirft eine noch nicht zwei Jahre alte Hündin ganz allein, nabelt die Welpen selbständig ab und leckt sie trocken, wenn ihr die Sache nicht aus Unkenntnis erschwert wird. Kissen oder Stroh und Heu in der Wurfkiste sind nicht selten die Ursache, daß ein Welpe erdrückt wird. Die

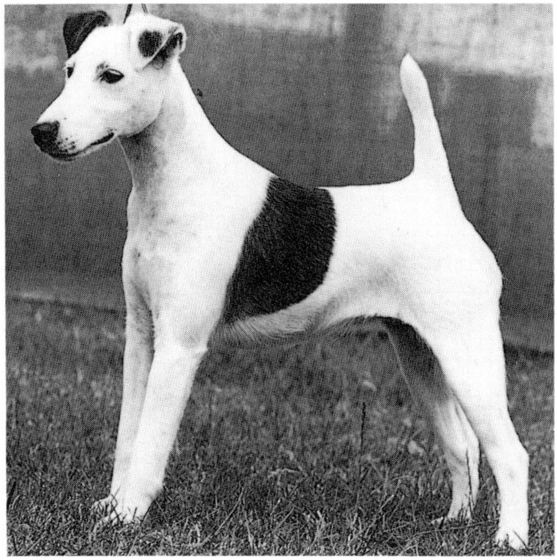

Englischer Champion;
Rarity of Riber

Hündin ruht nicht eher, bis sie unter sich das blanke Holz der Wurfkiste spürt, drängt alles Polstermaterial zur Seite, und da sie beim Geburtsakt sich ständig dreht, für nichts anderes Sinn hat als für den Wurfakt selbst, drückt sie auch mal einen Welpen mit dem Rücken an die Wand ihres Nestes, bis er tot ist. Sein Schreien berührt sie überhaupt nicht, sie scheint es gar nicht zu hören. Mancher anscheinend totgedrückte Welpe war schon bei der Geburt nicht mehr am Leben, und da sein Körperchen und seine Knochen noch ganz weich sind, wird er von selbst so flach als wäre er breitgewalzt, erdrückt.

Am wohlsten ist der kleinen Familie, wenn sich nun zwei, drei Tage überhaupt niemand der in einem stillen Winkel stehenden Wurfkiste nähert. Auch die friedlichste Hündin regt sich unnötig auf, wenn fremde Personen in die Nähe kommen, oder gar, wenn ein anderer Hund in den Wurfraum eindringt.

Bleiben Störungen fern, spürt man vom Wurf kaum etwas, höchstens hört man das leise Schmatzen der saugenden Welpen, wenn alles in Ordnung ist. Lassen sie aber in den ersten Tagen schon leises Wimmern hören, dann stimmt etwas nicht. Entweder hat die Mutter nicht genug Milch, und man muß ihr mit einem guten Präparat zu besserer Milchleistung verhelfen, oder aber es zieht in der Wurfkiste. Zugluft ist für keinen Hund gut, für Welpen aber besonders schädlich.

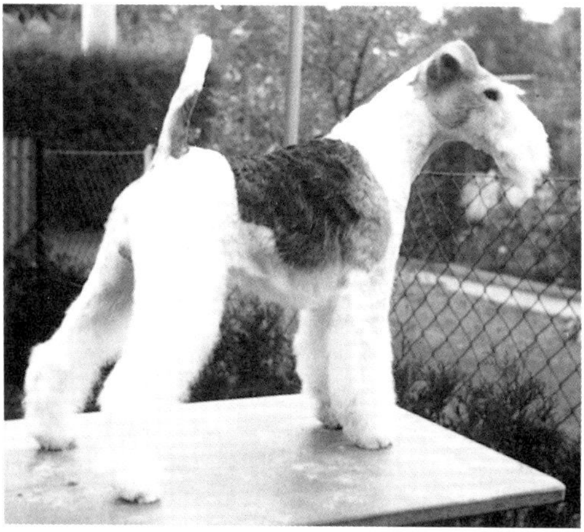

Deutscher Champion, Sieger, Verbands-, Bundes- und Weltsieger, Bauhund Fuchs; **Orestes v. Diana**

Unnötig zu sagen, daß man die Gelegenheit, wenn die Hündin zum Auslauf gelassen werden muß, schnell dazu benutzt, das Lager zu säubern: Welpen, die vom Reinigungsausfluß der Mutter naß liegen, können nicht gedeihen.

Wichtig ist, daß die Hündin sich nicht erkältet, nicht naß wird vom Regen; kommt es infolge von Erkältungen zu einem Katarrh der Geburtswege, wird der Ausfluß giftig für die Welpen, und sie können allesamt eingehen.

Ist der Wurf etwa drei Tage alt geworden, ist es Zeit, ihn genau zu untersuchen. Welpen, die dann im Gewicht auffällig hinter den anderen zurück sind und sich welk anfühlen, lohnen die Aufzucht nicht, solche mit verkrüppelten Gliedmaßen erst recht nicht. Jetzt ist es Zeit, sie auszusondern. Das ist barmherziger, als Krüppel aufzuziehen.

In der ersten Lebenswoche ist es auch Zeit, die Ruten zu kupieren. Bis zu diesem Alter darf es von einem sachkundigen Laien gemacht werden, später nur vom Tierarzt. Bei dieser Gelegenheit werden auch die Wolfs- oder Afterkrallen an den Hintergliedmaßen und die Daumenkrallen an den Vordergliedmaßen entfernt. Dies ist aus tierschützerischen Gründen dringend geboten, weil sie am Gestrüpp u. ä. hängenbleiben und einreißen, sich sehr oft ins Fleisch einbohren und ständige Schmerzen verursachen können. Sie stören außerdem bei der täglichen Haarpflege.

Aufzucht und Erziehung

Solange die Welpen von Muttermilch satt werden, besorgt die Hündin die Aufzucht allein. Sie hält die Welpen auch sauber während dieser Zeit und schluckt den Milchkot hinunter. Dann aber setzen die Welpen der Mutter sehr zu. Kürzt man ihnen die nadelfeinen Nägel nicht sorgfältig, so kratzen sie der Mutter das Gesäuge wund; ein starker Wurf nimmt in dieser Zeit die Hündin sehr stark mit. Genaue Überwachung der Leistung einer Hündin hat ergeben, daß sie in der Zeit der Trächtigkeit und beim Säugen jedem Welpen etwa ein Siebentel der eigenen Substanz abgibt. Die Größe dieser Leistung macht man sich selten klar: Alltägliche Wunder finden wenig Beachtung. Ungenügend ernährte Hündinnen werden während der Säugezeit mager und elend; es ist nur Selbsterhaltungstrieb, wenn sie zu Selbstversorgern werden und triebmäßig die Legenester der Hühner plündern, vielleicht sogar Hühner und Kaninchen abwürgen und auffressen. Dagegen hilft keine Erziehung, sondern nur ausreichendes Futter: Fleisch, Fleisch und nochmals Fleisch, Fisch, Quark, Möhren und anderes Gemüse.

Selbstverständlich sollte es sein, daß man eine säugende Hündin nicht zu einer Schweiß- und Verlorenbringerprüfung bringen darf; sie kann einfach nicht widerstehen und schneidet das Wild an. Bei Hündinnen, die schon einmal geworfen haben, wiederholt sich diese triebhafte Gier auch dann, wenn sie eine Hitze übergehen, während der Säugezeit. Die Hündin eines bekannten Teckelzüchters verleibte sich in dieser Zeit über Nacht die Keulen eines gefangenen Fuchses ein, eine Glatthaarhündin von mir würgte eine Katze – und fraß sie zur Hälfte auf, während sie sonst Rebhuhn, Fasan, Wildente und Hase ebenso sicher respektierte wie den gedeckten Abendbrottisch.

Ein sicheres Alarmzeichen, daß es höchste Zeit ist, mit der Beifütterung der Welpen zu beginnen, ist es, wenn die Hündin ihr Futter besonders gierig hinunterschlingt und dann zum Wurf eilt. Die Welpen kümmern sich dann nicht zuerst um das Gesäuge, sondern sie lecken am Fang der Mutter, und diese versteht diese Aufforderung sofort und – würgt dem Wurf ihr Futter vor, das die Welpen gierig verschlingen. Das sieht nicht besonders appetitlich aus, ist aber natürlich, und den Kleinen bekommt diese oberflächlich eingespeichelte und mit etwas Magensaft versetzte Nahrung gut. Sie vertragen aber auch andere Kost. Mehlige Suppen und Gemüse aller Art, gekocht und rohes Hackfleisch daruntergemischt (das kann gut und gern Pferdefleisch sein), auch mal Suppe mit Milch oder Suppe mit gekochten Fischabfällen wird gern genommen. Allzuviel Milch oder gar ausschließlich Milch als Beikost ist unzureichend.

Da auch die begehrten Schlachtabfälle, insbesondere Pansen, roh und ungereinigt, heute kaum noch erhältlich sind, ist zu empfehlen, die Welpen sofort an ein bewährtes Fertigfutter *für Welpen* zu gewöhnen. Einem Heer von Wissenschaftlern im Dienst der Futtermittelindustrie kann man zutrauen, eine ausgewogene Fertignahrung für den Hund herzustellen!

Wichtig bis mindestens zum Alter von acht Wochen ist und bleibt aber die Muttermilch, die durch nichts in der Welt zu ersetzen ist. Deshalb sollte man sehr darauf achten, daß sie nicht zu früh versiegt. Viele gesunde, mit viel Fleisch und Gemüse gefütterte Hündinnen lassen die Welpen bis zur zehnten Woche wenigstens einige Male am Tage noch saugen, ehe sich ihr Gesäuge zurückbildet.

Auf jeden Fall muß man bei den Welpen eine Wurmkur machen, sobald sie anfangen zu fressen. Sie ist nach einer Woche zu wiederholen. Welpen mit starkem Wurmbefall sehen erbarmungswürdig aus: magere, in der Hinterhand krötenbeinige Kümmerlinge, die dick aufgeschwollene Bäuche bekommen, sobald sie einige Bissen gefressen haben, die durch schrundige Haut und stumpfes Haar auffallen und den Todeskeim sichtlich in sich tragen.

Unersetzlich für den Wurf sind neben Muttermilch frische Luft und Sonnenschein. Deshalb ist ein Frühlingswurf leichter aufzuziehen als ein Winterwurf, und Welpen, die in einem Zwinger mit freiem Auslauf heranwachsen, gedeihen viel besser als Würfe im Zimmer.

Ist der Zwinger im Freien so eingerichtet, daß die Welpen ohne Mühe in den Auslauf können, gewöhnen sie sich zumeist von selbst daran, ihre Geschäftchen draußen zu erledigen, und es macht dann geringe Mühe, sie zur Sauberkeit zu erziehen. Welpen, die im Zimmer geworfen wurden, müssen schlechterdings von klein an ihre Wässerchen darin fließen lassen; nur ihre Wurfkiste halten sie sauber, wenn sie mühelos ein- und aussteigen können. Ihnen dann klarzumachen, daß sie im Zimmer nicht dürfen, ist manchmal nicht ganz leicht. Vor allem Bewohner der oberen Stockwerke können mit ihren acht

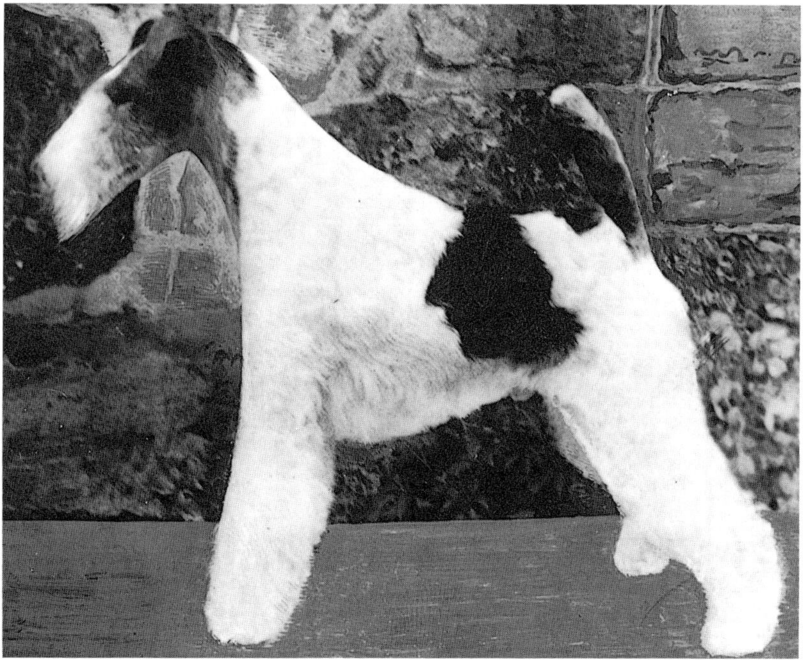

Deutscher und Internat. Champion, Doppel-, Europa- und Weltsieger, Bauhund Fuchs; **Dark v. d. Bismarckquelle;** *„Zweitbester der Europasieger-Zuchtschau 1977" in Dortmund bei rd. 3000 Hunden und „Bester der Weltsieger-Zuchtschau 1977" in Herning/Dänemark bei rd. 4000 Hunden*

Wochen alten Junghunden nicht alle Viertelstunden auf die Straße gehen. Vielfach hilft man sich mit einem Packen Zeitungspapier als Welpenklosett. Wer es fertigbringt, seinen neuerworbenen Junghund in der ungewohnten Umgebung beim ersten Male abzufangen, wenn er nach dem richtigen Fleckchen sucht für seine Geschäftchen, ihn dann sanft hochnimmt und auf den Papierpacken setzt, dort nicht eher wegläßt, bis er fertig ist, hat schon den ersten Schritt getan in der Erziehung zur Sauberkeit.

Junghunde haben ein ziemliches Schlafbedürfnis, genau wie kleine Kinder. Gönnt man ihnen den notwendigen Schlaf nicht, so werden sie nervös, zappelig, übellaunig, und wenn sich beim Besitzer der erste Sturm des Entzückens über seinen neuen Hund etwas gelegt hat, stößt er sich an der Aufgeregtheit seines Lieblings, schiebt aber dann leicht die Schuld auf die Rasse, während sie doch zum größten Teil bei ihm selbst liegt. Man soll also einen Junghund sehr viel schlafen lassen. Am besten tut er das, wenn er sich in eine Transportkiste oder ein geschlossenes Körbchen zurückziehen kann, sie sind in der Tat ideal als Schlafplatz, nicht nur für den Junghund. Schließt man die Tür, dann kann man unbesorgt um Tischdecken, Gardinen und Schuhe im Nebenzimmer seiner Beschäftigung nachgehen. Hat der Junghund ausgeschlafen, dann hat er zumeist sofort einen kleinen oder großen Wunsch, und da er triebgemäß sein Lager sauberhält, lernt er von selbst, sich zu melden, wenn er eingesperrt ist, und dann ist es nicht schwer, ihn immer sicherer in der Stubenreinheit zu machen. Ist er aber ein kleiner Bettnässer – vielleicht konnte er aus seiner Wurfkiste gar nicht aussteigen und gewöhnte sich diese Unart an –, so hilft eine wasserdichte Unterlage auf dem Polster seines Lagers, die ihn die peinliche Lage eines nassen Bettchens empfinden läßt.

Die Transportkiste oder das geschlossene Körbchen als ständiges Lager für den Hund erleichtern auch das Reisen mit ihm. Wird der Hund in Pension gegeben während der Sommerreise, weiß man nie, wie man ihn wiederfindet, und eine gute Hundepension kann nicht billig sein. Kann ich den Hund unbesorgt in seinem geschlossenen Körbchen eingesperrt allein lassen, weil er daran gewöhnt ist, so kann ich daheim Theater, Konzert und Kino besuchen, und in der Sommerfrische wird er nicht das ganze Hotel alarmieren, wenn er merkt, daß er in fremder Umgebung allein gelassen wurde. Er ist ja gar nicht in fremder Umgebung, sondern in seinem gewohnten Körbchen. Reise ich mit ihm zur Ausstellung, so ist er im Ring frisch und munter, nicht aufgeregt und nervös; er hatte es ja besser als Herrchen oder Frauchen, weil er in seinem gewohnten Bett schlafen konnte.

Wenn man seinen neu erworbenen Hund zu einem angenehmen Hausgenossen erziehen will, muß man zunächst wissen, daß er in der Schärfe mancher Sinne, in erster Linie des Geruchs und Gehörs, dem Menschen weit überlegen ist, daß sein Hautsinn, die Empfänglichkeit für Hitze und Kälte oder Schmerz durch Stoß, Schlag oder Verletzung etwa ebenso entwickelt ist wie bei einem Menschen, daß sein Auge aber bei den meisten Rassen, außer beim Windhund, nicht besonders viel leistet. Der Hund nutzt seine Sinne, um Nutzen für sich selbst daraus zu ziehen, um das zu tun, was für ihn angenehm ist, und das zu unterlassen, womit er einmal oder öfter schlechte Erfahrungen

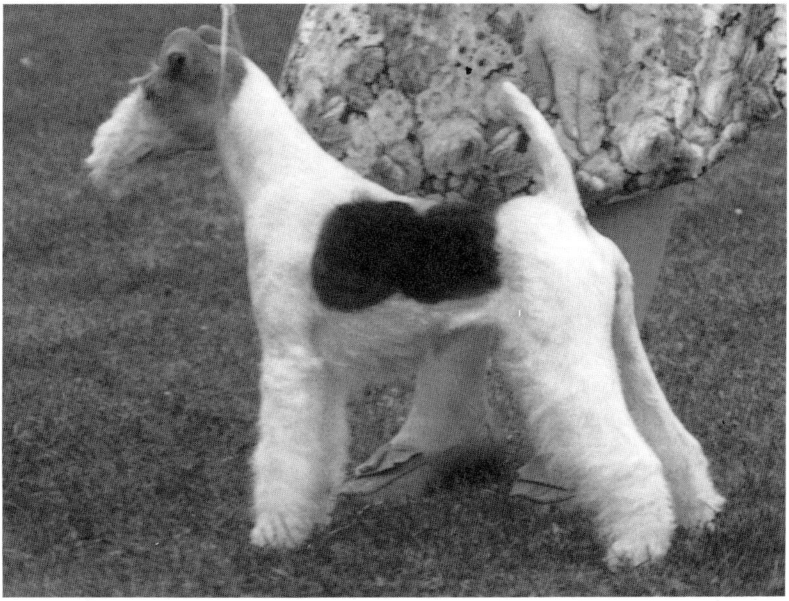

Amerikanischer, Deutscher und Internat. Champion, 3× Sieger, Verbands- und Europasieger; **Ingra v. d. Bismarckquelle**

gemacht hat. Leider ist aber manches, was für den Hund höchst angenehm und erfreulich ist, für den Menschen manchmal höchst unerwünscht. Das ganze Geheimnis der Hundeerziehung beruht nun darauf, dem Hunde das angenehm zu machen, was uns gefällt, ihm aber alle Tätigkeiten, die uns nicht erwünscht sind, mit unangenehmen Erfahrungen zu verbinden. Das ist beim Kleinkind durchaus nicht anders. „Das gebrannte Kind scheut das Feuer“ ist wohl hierfür das sinnfälligste Beispiel.

Erste Erzieherin der Welpen ist die Mutterhündin. Ihr kosendes Streicheln mit der Zunge ist ihre beglückende Zärtlichkeit, Piepen und Jauchzen mit hohen Tönen erfüllt ihren Wurf mit ansteckender Freude, grollendes Anschlagen läßt die Kleinen mit eingezogenen Ruten eiligst ins Nest zurückflüchten, ein tiefes Knurren verweist ihnen eine Unart, versuchen sie, die Warnung zu überhören, so macht ihnen ein harter Griff ins Nackenfell und ein kurzes Abschütteln durch die Mutterhündin klar, daß sie sich zu fügen haben, daß jetzt sofort Schluß

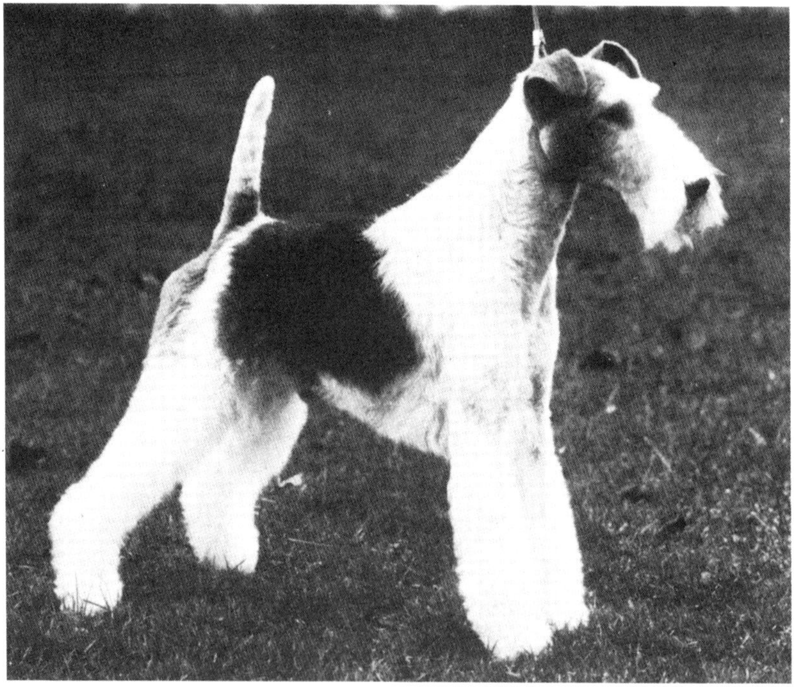

Dänischer, Holländischer, Luxemburgischer, Spanischer und Internat. Champion, 3× Sieger, Österreichischer Bundessieger, Weltsieger; **Ted v. d. Bismarckquelle**

sein muß mit geschwisterlicher Rauferei. Gehen wir also bei der Hündin in die Lehre, belohnen wir unseren kleinen Zögling mit zärtlichem Streicheln, beloben wir ihn für braves Verhalten mit freundlichem Zuspruch in höchsten Tönen, warnen wir ihn durch einen Anruf mit tief grollendem Tonfall bei unerwünschtem Beginnen, packen wir ihn fest und unwiderstehlich beim Nackenfell und schütteln ihn, bis er sich fügt, so bleiben wir in seinem Erfahrungsbereich.

Kinder wollen spielen und im Spiel Erfahrungen sammeln und ihre Kräfte üben; Hundekinder machen keine Ausnahme. Ein Vollgummiball, eine kleine Hantel aus Holz, die einen Hang herabrollen, werden für sie zum Wild, das sie fangen, schütteln, umhertragen: Vorübungen zum Apportieren von Wild für die künftigen Jagdgehilfen. Ein Stock, daran ein Strick, daran ein fester Lappen, geben ein herrliches Übungsgerät. Leicht läßt man den Lappen über den Boden huschen, vor dem nachjagenden Jagdhund in raschen Wendungen entwischen, bis er ihn schließlich faßt und schüttelt. Leicht läßt er sich durch kleine Rucke weiterbeleben, um einen unwiderstehlichen Reiz auszuüben zum Zerren und Schütteln: Beißkraft, Nacken- und Rückenmuskeln, Vorder- und Hinterhand werden geübt und gekräftigt.

Auch ständiges Necken des Junghundes ist ein Spiel, aber ein gefährliches. Bald lernt er so heftig zuzuschnappen, daß es wirklich wehtut, und wenn nun die neckende Hand zurückzuckt, ist er Sieger. Diese stolze Erfahrung braucht er nicht oft zu machen, um immer heftiger zuschnappen zu lernen und ein kleiner Wüterich zu werden, vor dem sich selbst Herrchen in acht nehmen muß. Der Gasmann, Schornsteinfeger und der Stromableser werden angefallen und bedrängt, ja sogar der Geldbriefträger. Beim ersten Falle von ernsten Angriffen auf einen Menschen hilft vielleicht noch eine Tracht Prügel, die der arme Hund aber eigentlich gar nicht verdient hat, denn er tut ja nur, was Herrchen ihm durch ständiges Necken beigebracht hat.

Prügel sind kein Erziehungsmittel für unverdorbene Hunde. Strafe gibt es nicht in der Hundeerziehung; hat er ein Huhn abgewürgt, ist endlich durch Locken und Schmeicheln eingefangen und wird nun verhauen, so wird er zwar auch weiterhin Hühner hetzen und totbeißen, denn das hat Spaß gemacht, er wird sich aber nicht so leicht wieder locken und fangen lassen, denn dann bekommt man Prügel, das hat er sofort begriffen. Das Hühnerjagen hängt gar nicht mehr damit zusammen, denn der Hund verknüpft nur Dinge miteinander, die absolut gleichzeitig geschehen.

Unbedingt in Reichweite hat man einen Hund nur an der Leine. Man nimmt also Gehorsamsübungen zunächst mit dem angeleinten Hund vor. Erstes und wichtigstes Fach ist die Leinenführigkeit. Dem kleinen Welpen ist zunächst schon ein Halsband unbequem, es erinnert an den strafenden Griff der Mutter. Also muß man ihn ablenken, ihn streicheln und mit Fistelstimme auf ihn einsprechen, bis er sich daran gewöhnt. Nimmt man ihn an die Leine, so stört ihn das noch mehr, und es gilt, ihn mit Locken und Schmeicheln dazu zu bringen, daß er willig wenigstens ein paar Schritte mitgeht. Den kleinen Knirps hinter sich herzuschleifen ist falsch! Es sieht nicht nur sehr lieblos aus, sondern schüchtert das Hundekind unnötig ein. Richtig ist es, ihn mitzulocken, ihm mit lobender Stimme zuzusprechen, wenn er mitkommt, kurz an

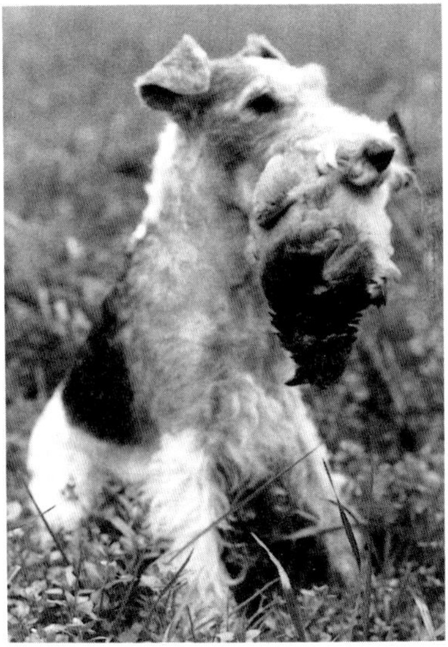

Deutscher Champion (VDH), Internat. Arbeitschampion, Junghund-, Zucht- und Gebrauchsprüfung, sichtlaut, Bauhund Fuchs, Schweißprüfung; **Pünky v. d. Kampfhuhnburg**

der Leine zu zupfen, wenn er zurückbleibt, und dann sofort mit Locken und Schmeicheln zu belohnen, wenn er auch nur Miene macht zu folgen. Die blitzschnelle Umstellung vom grollenden zum liebenden Herrn liegt den meisten Menschen nicht, die ihren Ärger nicht so rasch vergessen können und es für charakterlos halten, ihren Mißmut unmittelbar durch Liebkosung zu ersetzen; gerade dieser plötzliche Umschwung aber ist das wahre Geheimnis erfolgreicher Hundeerziehung. Wer dies nicht von selbst fertigbringt, muß sich zunächst selbst dazu erziehen, ehe er auf Erfolge in der Hundeerziehung rechnen kann. Ziel sollte sein, aus dem kleinen Wildling und Raubtier einen Hausgenossen zu machen, der sich willig in die menschliche Gesellschaft einordnet, der sicher im Straßenverkehr ist, weder Mensch noch Tier anfällt. Soll der Foxterrier als Jagdgebrauchshund dienen, dann braucht er eine sorgsame Ausbildung, genau wie jeder andere Jagdhund auch. Aufbauen kann man in seiner Erziehung nur auf seinen natürlichen Anlagen, die durch geschickte Ausbildung zur Höchstform gebracht werden können. Es würde den Rahmen dieses Bändchens überschreiten, mehr darüber zu sagen. Es wird aber auf Spezialliteratur hierüber verwiesen (siehe Seite 94).

Foxterrier-Trimmfibel

Sowohl der Glatthaar- wie auch der Drahthaar-Foxterrier haben eine doppelte „Jacke“. Unter dem Ober- oder Deckhaar findet sich ein zweites, feineres, dichtes Haarkleid, das Unterhaar.

Während aber das Haar des Glatthaars von selbst ausfällt, und zwar zweimal im Jahr, so daß das Unterhaar mit seiner mitunter abweichenden Fleckung sichtbar wird, wechselt das Deckhaar des Drahthaarigen nicht so leicht; es wächst vielmehr in den meisten Fällen zunächst sehr lang, ehe es langsam ausfällt. Dieser Unterschied macht sich bei Haushunden besonders bemerkbar, so daß Glatthaar-Foxterrier, die auf Polstermöbeln liegen dürfen, zur Zeit des Haarwechsels dort ihre unbeliebten Spuren zurücklassen. Das ist übrigens bei Katzen, die in der Wohnung gehalten werden, nicht anders, nur lassen sich die ausgefallenen Haare des Glatthaarhundes mit einer Bürste, die mit Spiritus befeuchtet ist, viel leichter abbürsten als Katzenhaare!

Der Haarwechsel läßt sich beschleunigen, indem dem Hund Vitamine zusätzlich gegeben werden. Wird der haarende Glatthaar außerdem täglich mit einer Bürste von der Härte einer üblichen Scheuerbürste mit dem und gegen den Strich gründlich bearbeitet, dann kann der lästige Haarausfall in zwei Wochen beendet sein.

Beim Drahthaar würde der Haarwechsel ohne Nachhilfe viel langsamer vor sich gehen. Auch reifes Drahthaar läßt sich durch häufiges Bürsten zum Ausfallen bringen; das wartet aber kaum ein Liebhaber ab, er läßt vielmehr seinen Hund „trimmen“. Darunter versteht man das Auszupfen des reifen Haares. Je nach dem Reifezustand des Drahthaars läßt sich dieses entweder mit Daumen und Zeigefinger oder auch unter Zuhilfenahme eines Kammes mit kurzen Zinken unschwer ausführen. Das kann jeder selbst machen, es ist gar keine Kunst, es ist nur etwas zeitraubend, denn unter drei bis vier Stunden pausenlosen Zupfens kommt man nicht aus.

War das Haar nicht verdorben, so wird der Hund durch das „Rupfen“ nicht etwa kahl; es wurde ja nur das Deckhaar entfernt, das darunterliegende, dichte, feine, samtartige Unterkleid ist geblieben und bedeckt den Hund mit einem lückenlosen Pelz. Mindestens an

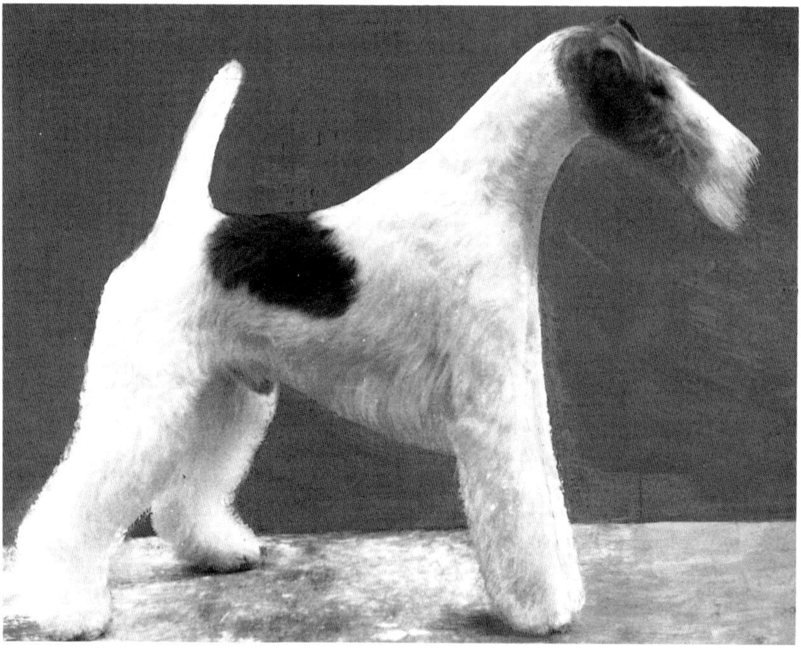

Luxemburgischer Champion, 3× Sieger, Bundes-, Europa- und Weltsieger;
Zino v. d. Bismarckquelle

Hals, Rücken und Seiten ist das der Fall. Vielleicht ist es an den Keulen und Läufen ebenfalls so – aber das wird niemand ausprobieren wollen, am „Beinhaar“ und am „Barthaar“ rupft der Durchschnittsliebhaber nicht, hier wünscht er eine üppige Haarpracht, und das Drahthaar kommt diesen Wünschen entgegen, indem es eben von selbst schwer ausfällt.

Foxterrier, deren Besitzer nichts anderes tun, als den normalen Haarwechsel zu unterstützen, trifft man selten; man begegnet ihnen wohl noch im Försterhaus, wo die Hunde zur Jagd gehalten werden, oder auch in Gartengrundstücken, wo sie die meiste Zeit des Jahres im Freien sich tummeln und als Wächter und Vertilger von Ratten und Mäusen ihren Beruf erfüllen. Haben sie wirklich das richtige harte Haar, das von sich aus nicht zu lang wächst, sehen sie gar nicht übel aus in ihrer natürlichen Arbeitsjacke, sowohl die Glatten trotz üppiger

Hose und Halskrause wie auch die Drahthaar mit Försterbart und buschiger Rute, und sie fühlen sich bei Wind und Wetter wohl im Schutze ihrer Naturjacke. Nicht vor Mitte März wird ihnen die Winterjacke gerupft, Mitte September müssen sie das Sommerhaar lassen, einmal im Monat müssen sie eine gründliche Trockenwäsche mit gebrannter Magnesia über sich ergehen lassen, nach der sie glitzern wie frisch gefallener Schnee und Pechkohle.

Hunde, die nur mit nagelneuer Lackledergarnitur das Haus durch den Eingang für Herrschaften verlassen, sind aber in Naturjacke nicht als Renommierstück und Blickfang geeignet. Etwa alle acht Wochen kommen sie zum Schönheitssalon und werden dort „vorgerichtet“, von geschulten Spezialisten mittels Spezialinstrumenten getrimmt, pedikürt, Ohren geputzt, Analdrüsen ausgedrückt, gebadet und gepudert. Was dabei herauskommen kann, mögen die Bilder I, II und III verdeutlichen. Sowohl die Kopfbilder als auch die der ganzen Hunde sind Ergebnisse der Trimmkunst am gleichen Hund, die Urform ist gepaust, also sind die Maße gleich, und wie gewaltig ist der Unterschied! Oben ist der Hund im Naturhaar, in der Mitte normal für die Rassehundeausstellung zurechtgemacht, unten sehen wir Künsteleien von „Künstlern“, die die Rassekennzeichen nicht beherrschen. Man glaubt kaum, daß solche Zerrbilder möglich sind, man kann aber in der Großstadt täglich solche und ähnliche finden. Um gerecht zu sein, muß erwähnt werden, daß nicht selten die Besitzer der Hunde gegen den Rat des Trimmers ausdrücklich wünschen, daß der Kopf und Hals, der Rücken und die Rute so geschoren werden wie beim Pudel im Modeschnitt, Puffärmel, Hosen, Brustfahne und Beinhaar aber stehenbleiben, dagegen Pfötchen und Fesseln wieder kahlgeschoren werden. Dann ist allerdings nur an der Farbe noch zu erraten, um welche Rasse es sich handelt. Wer es nötig hat, auf jeden Fall und um jeden Preis Aufsehen zu erregen, erreicht seine Absicht bestimmt mit solchen Tieren, dem Kenner aber tut das Herz weh, wenn gerade seine Rasse für solche Zwecke mißbraucht wird.

Es wäre unklug, von dem Gebrauch von „Trimmscheren“, Trimmessern abzuraten, ohne den Grund dafür anzugeben. Wird das Haar nur abgeschnitten, dann bleiben die Wurzeln in der Haut und müssen abgestoßen werden; wird es aber ausgezupft, so wird damit der natürliche Vorgang beschleunigt. Anders aber, wenn auch das Unterhaar geschoren wird. Dann wächst es zusammen mit dem Oberhaar, zwischen die härteren Oberhaare wachsen die feinen Wollhaare des

Unterkleides mit empor, die ganze Jacke wird weicher, und, was das unangenehmste dabei ist, die Farbe der Abzeichen wird unrein, aus dem leuchtenden Gelbbraun wird ein fahles Braun, aus dem Lackschwarz der Körperplatten ein schmutziges Grau; davon sehen wir täglich im Straßenverkehr unzählige Beispiele. Leider kennen die meisten Liebhaber den Grund nicht, nehmen die unreinen Farben als unvermeidlich hin. Sie sind nur selten davon zu überzeugen, daß beim richtigen Trimmen nach Jahresfrist spätestens das Haar in Ordnung kommt und die Decke des Foxterriers in reinen Farben leuchtet. Das richtige Trimmen, also Ausrupfen, ist aber erforderlich und unschädlich für die Terrier-Jacke, es schont die Unterwolle, und deshalb ist der Hund immer noch gegen Erkältung geschützt.

Sehr schlechte Mittel gegen Erkältung – das sei hier eingefügt – sind Deckchen, Jäckchen oder Pullover. Unvermeidlich staut sich darunter bei einem bewegungsfreudigen Foxterrier die Hitze; kommt er dann nach Hause, läßt er deutlich erkennen, daß ihm sein Anzug in hohem Maße lästig ist, kein Wunder, daß er sich dann erkältet, wenn er sich erhitzt auf das kühle Linoleum des Flures legt, rheumatische Erkrankungen, Blasenleiden, Mandelentzündung usw. sind dann die Folge. Ein Foxterrier, der, ohne Regendeckchen von einem Wolkenbruch durchweicht, daheim sofort mit einem Handtuch trockengerieben wird und sich dann an einer zugfreien Stelle vor dem Ofen oder Heizkörper wieder aufwärmen kann, erkältet sich viel seltener als einer, den eine undurchlässige Decke unterwegs vor dem Naßwerden schützt.

Die richtige Länge des Haares für die Ausstellung erreicht man durch Rupfen in Zwischenräumen; dann ist das Haarkleid in acht Wochen ausstellungsreif.

Zunächst trimmt man nach Skizze 1 die Oberseite ab bis zur Unterwolle. Das Feld ist gegen die Nachbarfelder abgegrenzt durch eine gezackte Linie. Diese soll andeuten, daß eine scharfe Kante zu vermeiden ist, die Grenzen ausgelichtet werden sollen. Dann sieht der partieweise abgetrimmte Hund noch erträglich aus, und außerdem erleichtert diese Art des Trimmens die Schaffung allmählicher Übergänge. Ziel muß es sein, eine möglichst natürliche Behaarung zu erreichen. Das Haar soll gepflegt erscheinen.

Zugleich mit dem Kahltrimmen der Oberseite kürzt man an Keulen und Läufen das Haar, indem man es zwischen Mittel- und Zeigefinger der linken Hand klemmt und die überstehenden Haare auszupft. An

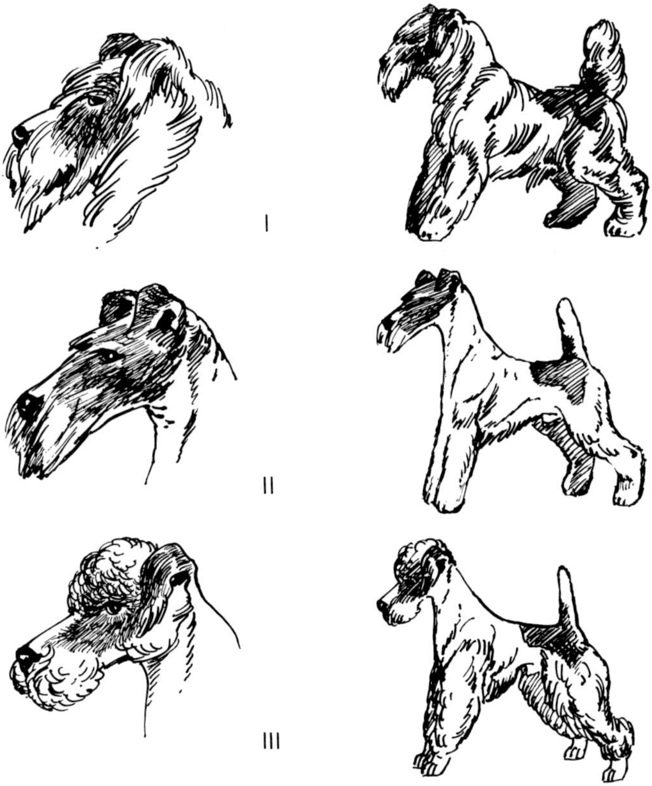

Aus I mach II, aus I mach III, Trimmen ist keine Hexerei. I = in ungetrimmtem Naturhaar, II = in Ausstellungsform, III = rassefremde Herrichtung

der Vorderseite der Hinterläufe und über den Vorderpfoten nimmt man etwas mehr weg als auf der Rückseite der Läufe. Eine gründliche Trockenwäsche mit Magnesia erleichtert dieses Rupfen wesentlich, Ergebnis siehe Skizze 2.

Die Rute wird etwa vier Wochen vor der Ausstellung getrimmt. Sie soll von unten bis oben gleich stark sein: kahle, rattenschwanzähnliche Ruten, spöttisch Pfeifenstopfer genannt, sehen beim Foxterrier sehr häßlich aus, siehe Skizze 3.

Oberkopf, Backen und Ohren wirken sehr knapp behaart am besten, also trimmt man sie zwei Wochen vor der Ausstellung so kahl wie möglich. Dabei dürfen ober- und unterhalb des Jochbogens, der breitesten Stelle des Kopfes, keine Gruben entstehen, sonst springen die Jochbeine zu stark hervor. Auch unterhalb der Augen sollte man vorsichtig trimmen. Hier darf der Kopf nicht eingefallen erscheinen. Den Unterkiefer macht ein moderner Trimmer jetzt ziemlich kahl, bis auf den „Bart". Skizze 4 zeigt am besten, wie der Bart beschaffen sein muß, um den Kopf lang erscheinen zu lassen.

Unterseite des Halses, Schulterpartie und Sitzbeingegend verlangen eine dichte, geschlossene, aber kurze Behaarung. Es hat sich eingebürgert, die Unterseite des Halses zu scheren; vor allem wenn das Haar nicht reif zum Ausfallen ist, sitzt es hier sehr fest und läßt sich schwer austrimmen. Wird es etwa zwei Wochen vor der Ausstellung geschoren, wird es die richtige Länge haben, wenn der Hund auch sonst ausstellungsreif ist.

Rippenseiten und Weichen verlangen vorsichtige und individuelle Behandlung. Alte Hunde mit gut gewölbten hinteren Rippen können vier Wochen vor der Ausstellung ziemlich kahl getrimmt werden an den Seiten, Junghunde aber mit noch schwächer entwickeltem Brustkorb brauchen mehr Haar, also müssen sie schon fünf, sechs oder gar sieben Wochen vor der Ausstellung hier abgetrimmt werden, lieber etwas früher als zu spät, sonst sind die Weichen zu schwach, der Hund wirkt lang in der Nierenpartie oder „aufgezogen", hohl im Leibe. Die Haare am Brustbein sollen genau wie die an den Vorderläufen rechtzeitig durch Auszupfen der zu langen und überstehenden Fransen auf eine Länge von 3–4 cm gekürzt werden, keinesfalls aber eine weit herabhängende Fahne bilden, die mancher Liebhaber zwar sehr schätzt, die aber die Aussichten in der Ausstellung nicht verbessern.

Auch Pfoten und Mittelfuß der Hinterhand erfordern geschickte Behandlung. Täglich wird das Haar der Pfoten mit einer Bürste glatt nach unten gebracht und alles abgetrimmt, was über die Zehenspitzen und Ballen hinausragt. Keinesfalls aber wird die Oberseite der Pfoten kahl gemacht. Ziel ist, daß die Pfoten beinahe im Haar der Läufe verschwinden und daß man die Zehennägel eben schimmern sieht. Die Mittelfüße der Hinterhand werden etwa drei Wochen vor der Ausstellung auf der Hinterseite stark getrimmt. Damit wäre die Herrichtung des Foxterriers zur Ausstellung beendet. Es fehlte eigentlich nur noch der letzte Schliff, und der erfordert Bildhauerblick und Bildhauerhand.

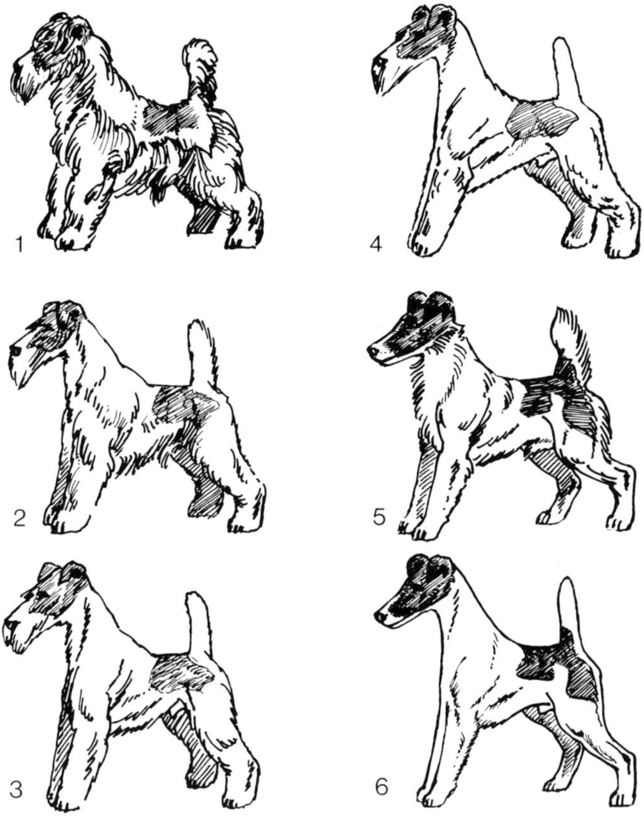

Skizze 1–3: Stufenweise fällt der Haarballast. Skizze 4: Ein Künstler gab den letzten Schliff. Skizze 5–6: Vom Naturburschen zum Ausstellungssieger

Beim Glatthaar hat sich eingebürgert, das Haarkleid mindestens an den „Hosen“ und an der Unterseite des Halses, an der Krause, zu kürzen. Es muß dringend davor gewarnt werden, etwa nach alten Rezepten das gesamte Haarkleid durch Schaben mit einem Rasiermesser zu kürzen, das gelingt niemals richtig, und nach stundenlanger Mühe hat man ein Zerrbild geschaffen, das auf der Ausstellung nur Mitleid erntet.

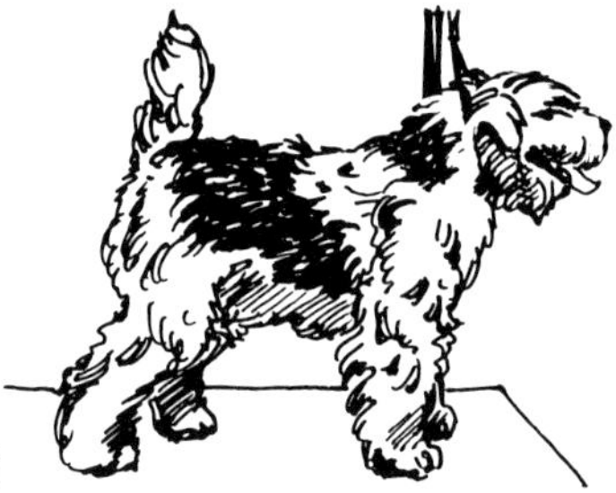
1

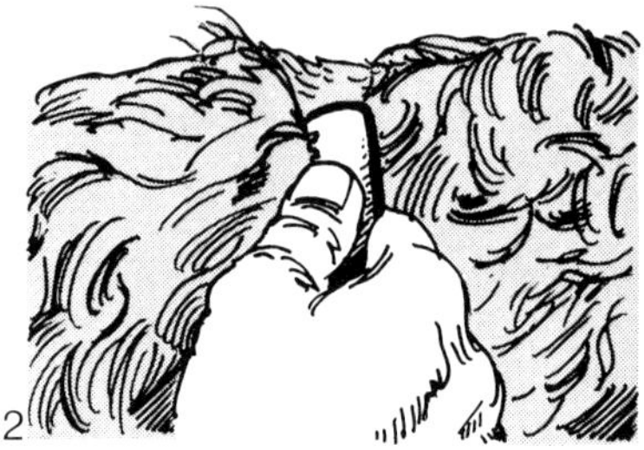
2

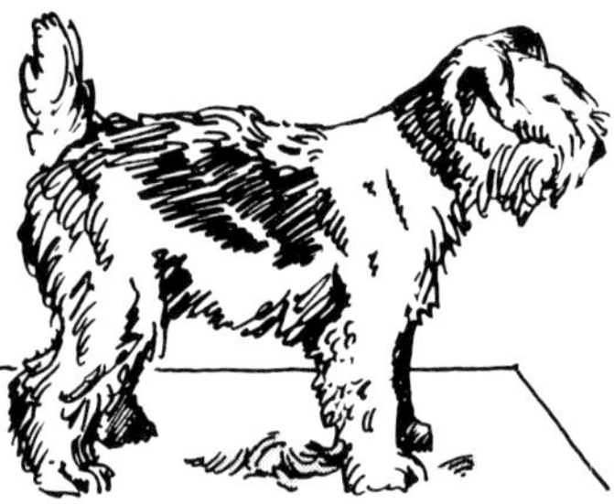
3

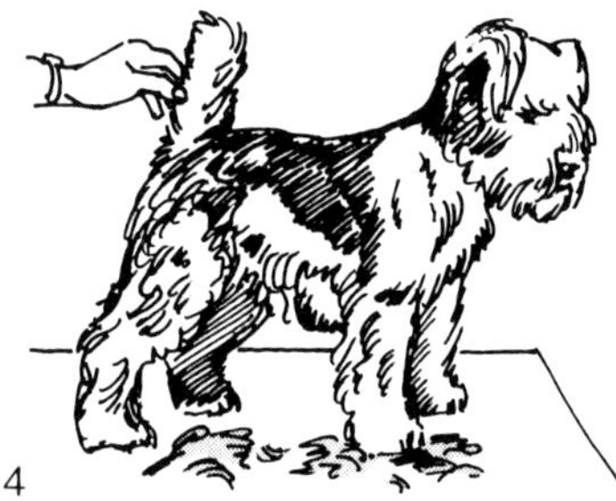
4

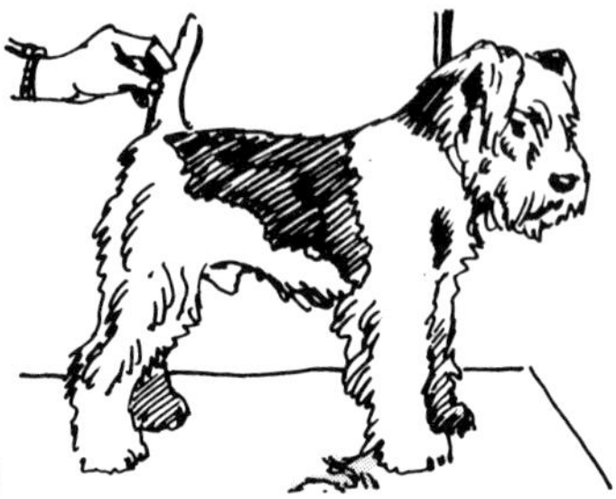
5

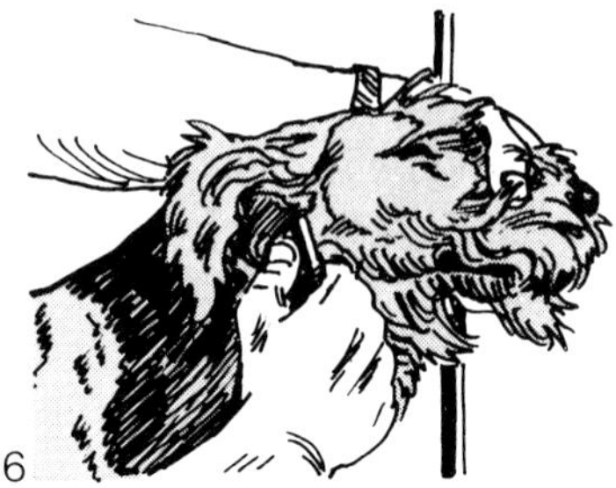
6

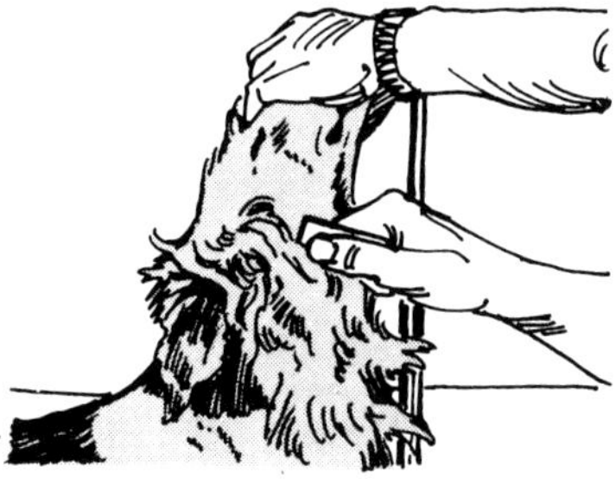
7

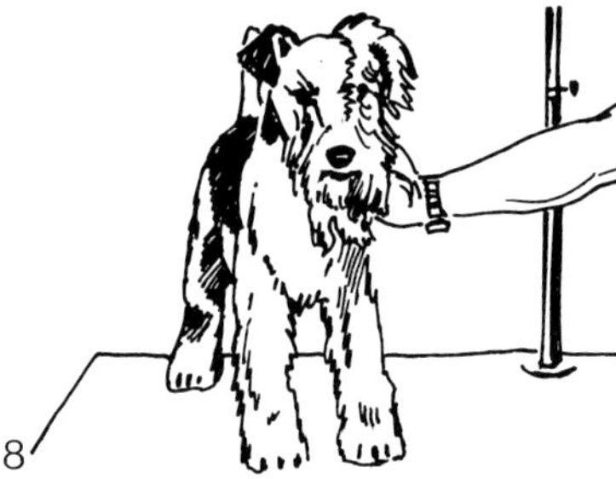
8

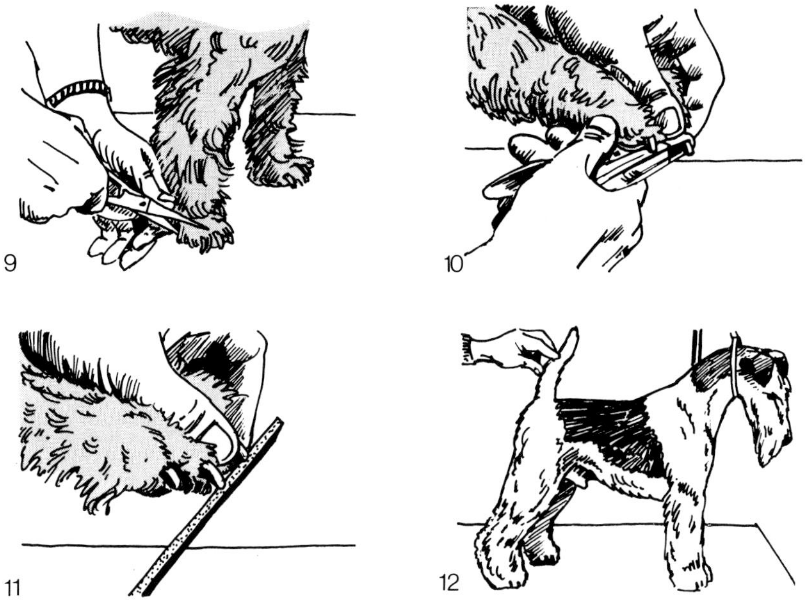

Die Etappen des Trimmens:
1. der ungetrimmte Drahthaar
2. die Handhabung des Trimmessers
3. Nacken und Schultern sind getrimmt
4. auch der Rücken ist nun fertig
5. die Decke ist runter
6. der Fang wird festgehalten . . .
7. . . . und Kopf und Hals getrimmt
8. eine Hälfte ist ganz fertig
9. das Beschneiden des Pfotenhaares
10. das Schneiden der Nägel
11. das Feilen der Nägel
12. der fertig getrimmte Drahthaar

Die Effilierschere läßt aus dem Hund im Naturhaar (Skizze 5) das Ausstellungstier (Skizze 6) hervorzaubern. Mit ihr wird das Haar am Oberkopf und an den Backen so stark ausgelichtet, daß es ganz glatt und dicht anliegt, die Halskrause wird damit zum Verschwinden gebracht, die Halsseiten werden ausgelichtet, die Hosen gekürzt, ebenso die Unterseite der Rute, und die Rückenlinie erhält mit ihr den richtigen, eleganten Schwung. Richtig effilierte Schultern verlaufen in der gewünschten Linie, zu stark gewölbt erscheinende Vorderrippen werden eleganter und sanfter gerundet, sogar die Lenden lassen sich

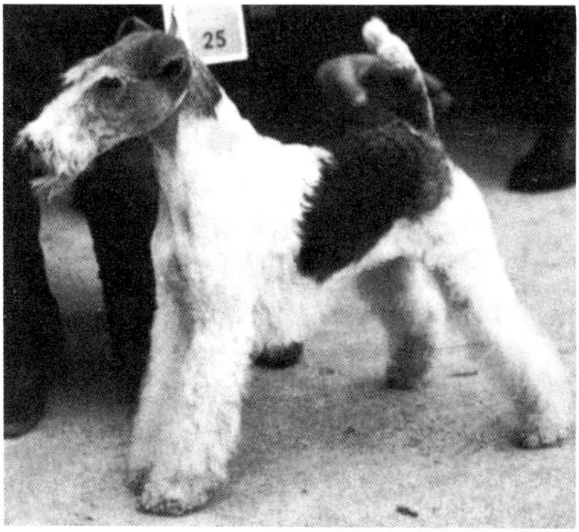

Kaum zu glauben, aber wahr: Es ist derselbe Foxterrier! Vom Züchter getrimmt . . .

schöner ausmodellieren. Kommt zu der Bildhauerarbeit dann noch die richtige Ringdressur, die den Hund in Spannung versetzen läßt, dann kann man schon mit einiger Zuversicht im Ausstellungsring erscheinen. Der ordentlich getrimmte, mit Magnesia gewaschene und gut ausgeklopfte und abgebürstete Hund braucht dann nur noch mit einem Kamm vorschriftsgemäß nachfrisiert zu werden: sein Haar sitzt!

Übung macht den Meister

Das Trimmen des Drahthaar-Foxterriers ist also keine Hexerei, es läßt sich durchaus am eigenen Hund erlernen, und man kann dabei keine dauernden Schäden anrichten.

Die Regel lautet: kein Haar abschneiden! Mit scharfen Instrumenten, die das Haar abschneiden, kann man nicht trimmen; das „Trimmen" mit einem scharfen Trimmesser hat dieselbe Wirkung wie das Scheren.

Es ist also völlig egal, ob man mit Daumen und Zeigefinger, mit Hilfe eines stumpfen Messers u. ä. trimmt; entscheidend ist vielmehr, daß das reife, tote Deckhaar herausgezupft und nicht abgeschnitten wird. Wer dies beherzigt, hat bereits den ersten und entscheidenden Schritt in die richtige Richtung getan. – In die Technik des „Zupfens" läßt man sich am zweckmäßigsten von einem Fachmann einweisen.

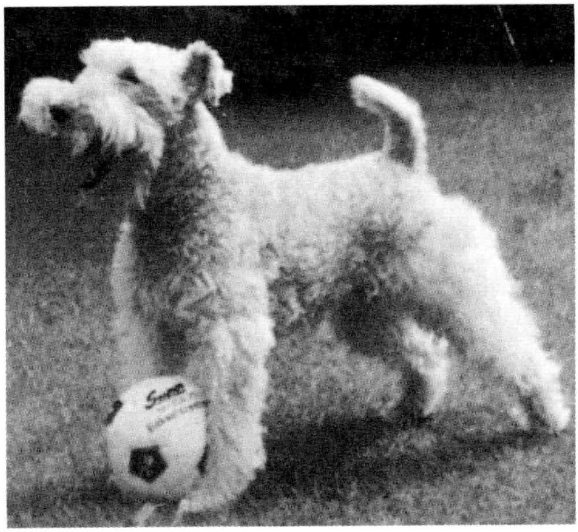

. . . im Salon geschoren

Man vermeide aber tunlichst, sich dem Rat und der Hilfe eines „ewigen Anfängers" anzuvertrauen.

Unsere zahlreichen Spezial-Zuchtschauen bieten die Gelegenheit, den selbstgetrimmten Foxterrier dem sachkundigen Richter vorzustellen, das fachmännische „Trimming" der Spitzenhunde zu bewundern, mit ihren Besitzern Kontakt aufzunehmen und zu „fachsimpeln".

Nutzen Sie bitte diese Chance! Vielleicht ergibt sich hierbei auch die ideale Möglichkeit, bei einem erfolgreichen Aussteller und Züchter einen Kursus zu absolvieren, um das Trimmen von der Pike auf zu lernen. Nur wer durch ständiges Trimmen seine Fähigkeiten vervollkommnet und die Rassekennzeichen beherrscht, ist in der Lage, die Schönheit des Foxterriers voll zur Geltung zu bringen.

Zum angestrebten Erfolg, dem Foxterrier mit hartem Drahthaar in herrlich leuchtend bunten Farben, führt nur der steinige Weg über stundenlange Fleißarbeit. Ohne Fleiß kein Preis! Wenn sich die ersten Erfolge einstellen, ist der Bann gebrochen, Erfolg macht süchtig, und diese beglückende Sucht bewirkt die beste Werbung für unsere schöne Rasse.

Ernährung

Die wildlebenden Ahnen unseres Hundes waren Jäger. Sie verzehrten ihre Beute mit Haut und Haar. Bevorzugte Leckerbissen waren die Innereien. Magen und Darm ihrer Beutetiere enthielten auch vorverdaute Pflanzen und wichtige Vitamine. Wölfe und Wildhunde fraßen also nicht nur Fleisch. Genauer wäre die Bezeichnung „Tierfresser". Aus Untersuchungen des Mageninhalts wissen wir, daß darüber hinaus praktisch alles auf dem Speisezettel stand, was die Natur bot: Früchte, Samen und Gräser, Frösche und Schlangen, selbst Insekten wurden verzehrt. Nur so konnten der Hunger gestillt und genügend Vitamine und Mineralstoffe aufgenommen werden.

Angemessene artgemäße Nahrung hat der Hundehalter seinem Hund nach dem Tierschutzgesetz anzubieten. Unkenntnis und falsch verstandene Tierliebe können leicht zu Tierquälerei führen: Der Hund ist kein Resteverwerter.

Mit Süßigkeiten ist ihm nicht gedient. Falsche Ernährung kann Fettsucht, innere Erkrankungen oder Hautkrankheiten verursachen. „Angemessen" ist nur eine gesunderhaltende Nahrung. Die Freßgewohnheiten der Wildtiere zeigen, wie das Futter zusammengesetzt sein muß:

Fleisch ist die Ernährungsgrundlage. Es enthält neben Salzen, Geschmackstoffen und Vitaminen vor allem Eiweiß. Reines Muskelfleisch oder Herz kann ebenso wie ausschließlich minderwertige sehnige, häutige oder knorpelige Teile zu Verdauungsstörungen führen. „Artgemäß" ist eine aus leichter und schwerer verdaulichen Bestandteilen gemischte Fleischgrundlage. Dazu gehört auch tierisches Fett. Es dient als Energiequelle.

Pflanzen enthalten neben Eiweiß, Vitaminen und Mineralstoffen vor allem Stärke und Zucker. Diese Kohlehydrate liefern ebenfalls Energie.

Sie muß aber bei den meisten Nährmitteln durch Erhitzung „aufgeschlossen", das heißt verdaulich gemacht werden. Für Sättigung, Darmfüllung und geregelte Verdauung sorgen unverdauliche Rohfasern, die vor allem in Rohkost, aber auch in Hundeflocken, weniger aber in gekochtem Reis enthalten sind. Ungesättigte Fettsäuren aus Pflanzenölen sind vor allem für gesunde Haut und glänzendes Fell wichtig.

Für den gesunden Hund ist eine Ergänzung der Fleischgrundlage durch aufgeschlossene rohfaserige Pflanzenkost das richtige.

Eine vielseitig zusammengesetzte Nahrung enthält auch Vitamine. Das sind Wirkstoffe, die für Stoffwechselprozesse wie Blutgerinnung, Nervenfunktion oder Infektabwehr benötigt werden, die der Körper jedoch selbst nicht produzieren kann.

Mineralstoffe und Spurenelemente sind nicht nur für den Knochenbau, sondern auch für viele andere Stoffwechselprozesse unerläßlich.

Eine Wissenschaft für sich?

Erhaltungs- und Leistungsbedarf, Nährwerttabellen, Kalorien und Joule – das ist schon eine Wissenschaft für sich – beflügelt durch die Futtermittelindustrie. Bei allem Respekt wundert sich der Praktiker, daß trotz Unkenntnis und Fehlern früherer Zeiten die Spezies Haushund nicht längst ausgestorben ist. Zum besseren Verständnis genügen folgende Überlegungen:

Der Körper des erwachsenen Hundes befindet sich in einem dauernden Umbau. Zur Erhaltung der Körpersubstanz sind daher Eiweißbausteine erforderlich, für die damit verbundenen Stoffwechselvorgänge Energielieferanten, Vitamine und Mineralstoffe. Das Futter soll in der Trockenmasse etwa ein Drittel Eiweiß, mindestens fünf Prozent Fett und höchstens die Hälfte Kohlehydrate enthalten. Welpen und Junghunde brauchen für ihr Wachstum mehr Nahrung als gleich schwere erwachsene Hunde, bis zum sechsten Monat etwa doppelt soviel und dann immerhin noch fünfzig Prozent mehr. Ihr Futter soll zu zwei Dritteln, später mindestens zur Hälfte aus Fleisch und anderen Eiweißstoffen bestehen.

Diese Richtwerte gelten nur bei normaler Belastung. Besondere Leistungen erfordern eine Zulage. Als Fleischfresser kann der Hund zwar auch aus Eiweiß Energie gewinnen, die Ausbeute ist jedoch gering (und teuer). Zugelegt werden daher kohlehydrathaltige Futtermittel. Erhaltungs- und Leistungsbedarf sind praktisch nicht zu trennen. Bei Dauerarbeit kann bis zu viermal mehr Energie als bei Ruhe verbraucht werden.

Die wichtigsten Grundregeln

Die Futterration kann nicht mit der Briefwaage abgemessen werden. Neben Alter und Leistung ist die individuelle Veranlagung des Hundes ausschlaggebend. Es gibt gute und schlechte Futterverwerter. Ein normal veranlagter, durchschnittlich beanspruchter erwachsener Foxterrier braucht täglich etwa 250 g Fleisch mit 75 g Flocken. Den gleichen Nährwert haben 500 bis 600 g Dosen-Vollnahrung oder 150 bis 180 g Trockenfutter. Bei einem gesunden, gut genährten Hund sollen die Rippen optisch nicht hervortreten, mit der flachen Hand aber noch fühlbar sein. So kann man „erfühlen“, ob etwas Futter zugelegt oder abgezogen werden muß.

Junghunde können die tägliche Futtermenge unmöglich auf einmal aufnehmen. Eine Magenüberladung wäre die Folge. Knochen, Bänder und Gelenke würden zu stark belastet und bleibende Schäden davontragen. Ein halberwachsener, etwa 4 bis 5 kg schwerer Foxterrier braucht bereits genausoviel Futter wie sein ausgewachsener Artgenosse. Die Ernährung der Welpen erfolgt zunächst genau so, wie der Züchter es gehandhabt und dem Käufer empfohlen hat. Umstellungsbedingte Verdauungsstörungen werden so vermieden. Dem Welpen wird die Eingewöhnung erleichtert.

Bis zum Abschluß des Zahnwechsels mit etwa sechs Monaten erhält der Junghund täglich drei, später bis zum Abschluß des Wachstums mit etwa eineinhalb Jahren zwei Mahlzeiten täglich. Der Junghund darf zunächst noch etwas „Babyspeck“ haben. Er hilft, Krankheiten besser zu überstehen. Mangelernährung in der Jugend ist kaum wiedergutzumachen.

Fresser werden nicht geboren, sondern erzogen: Der erwachsene Hund erhält täglich eine Mahlzeit. Was in einer Viertelstunde nicht aufgefressen ist, gehört in den Mülleimer. Wichtig ist eine regelmäßige feste Futterzeit, weniger wichtig, ob dies morgens, mittags oder abends ist. Stets soll jedoch der Hund nach dem Fressen ruhen, so wie es auch Wildtiere nach ergiebigem Mahl zu tun pflegen. Bei „Sport und Spiel“ besteht die Gefahr, daß sich ein gefüllter Magen verdreht – eine lebensgefährliche Situation. Das Futter soll vielseitig sein, damit es alle benötigten Nährstoffe enthält. Der Hund braucht aber keine Geschmacksabwechslung. Er kann durchaus dauernd das gleiche Futter erhalten, wenn dies optimal zusammengesetzt ist.

Fertigfutter – sicher, bequem und preiswert

Die Vorurteile gegen Fertigfutter sind überholt. Es entspricht in Eiweißanteil und sonstigen Inhaltsstoffen den wissenschaftlichen Erkenntnissen. Durch moderne Konservierungsverfahren werden Vitamine weniger geschädigt als durch haushaltsübliches Kochen. Krankheitserreger im Fleisch werden bei der Herstellung abgetötet. Ein weiterer Vorteil ist die praktische Vorratshaltung. Auf Reisen ist Fertigfutter die einfachste Futterlösung. Es ist nicht teurer als selbstzubereitetes Futter. Gegen Fertigfutter gibt es eigentlich nur einen Einwand: Artgemäßerweise frißt der Hund Rohes, nicht aber Gekochtes.

Dosenfutter enthält reichlich Eiweiß. Das Etikett muß genau gelesen werden: „Vollnahrung" enthält bereits pflanzliche Futtermittel und ist futterfertig. Zu „Fleischnahrung" müssen noch Flocken, Reis oder Gemüse zugemischt werden. Als vermeintlicher Nachteil werden vielfach die großen Kotmengen nach Verfütterung von Dosenfutter empfunden. Sie sind Folge des Rohfaseranteils und der damit verbundenen guten Darmfüllung. Geschwächte kranke Hunde reagieren bei plötzlicher Umstellung auf Dosenfutter gelegentlich mit Durchfall.

Fertigfuttermischungen aus Trockenfleisch und Nährmitteln werden mit warmem Wasser oder Brühe dickbreiig angerührt – eine unproblematische Futterzubereitung.

Trockenfutter enthält nur ein Fünftel soviel Wasser wie normal feuchtes Futter. In einem Extranapf muß daher unbedingt Wasser angeboten werden. Fertigfutter ist meist nach dem Bedarf erwachsener Hunde zusammengestellt. Junghunde erhalten daher als Eiweißzulage zusätzlich Fleisch oder Milcherzeugnisse oder aber gleich ein spezielles Welpen- oder Junior-Fertigfutter.

Eigener Herd ...

Schwieriger ist es, seinen Hund mit selbstzubereitetem Futter zu ernähren. Man muß dazu einiges über Wert und Eigenschaften der Futtermittel wissen.

Fleisch ist die Futtergrundlage; Rinderpansen und Blättermagen, Herz, Fleischabschnitte, Maulfleisch, Leberabschnitte, Schlund, Milz und Nieren sind ein fast vollwertiger Ersatz für das zu teure Muskel-

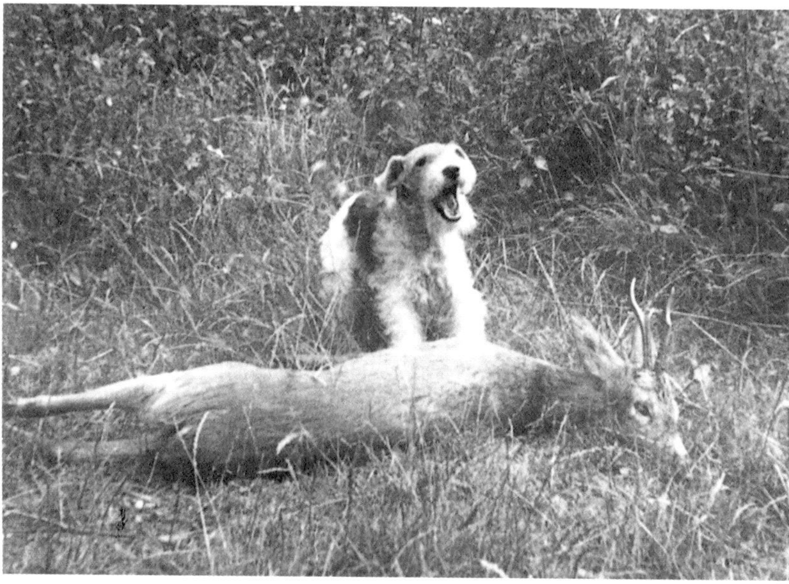

Zucht- und Gebrauchsprüfungs-Sieger, spurlaut, Bauhund Fuchs, Schweißhund, Totverbeller; **Forstmann v. Koboldskopf**

fleisch. Euter, Lunge und „Schweineringel" sind nur bedingt und in kleinen Mengen geeignet.

Besonders wertvoll ist „grüner" Pansen, ein roher, ungereinigter Rindermagen: die Futterreste sind bereits vorverdaut und enthalten Vitamine, die aus dem Pflanzenfutter stammen oder im Pansen gebildet wurden. Haltbarer und weniger duftend ist der gereinigte und gebrühte „weiße Pansen".

Rohe Leber und rohe Milz haben eine abführende Wirkung und dürfen daher – je nach Kotbeschaffenheit – nur in kleinen Mengen zugegeben werden.

Geflügel- und Schweinefleisch müssen stets gekocht werden, weil sie Durchfallerreger (Salmonellen) oder das Virus der Aujeszkyschen Krankheit enthalten können. Die Fleischgrundlage sollte stets aus verschiedenen Bestandteilen bestehen. Bei einseitiger Zusammensetzung, zum Beispiel ausschließlich Pansen, können Eiweißbausteine fehlen, die der Hund braucht.

Andere Eiweißquellen können das Futter vervollständigen. Hunde mit gesunder Leber und Niere dürfen gelegentlich unverdorbenen Fisch, frei von harten Gräten, fressen. Junghunde bis zum sechsten Monat können täglich eine mit Milch hergestellte Mahlzeit erhalten. Bei älteren Junghunden muß Kuhmilch verdünnt werden. Erwachsene Hunde erhalten – wie in der Natur – keine Milch. Sie können den Milchzucker nicht verdauen. Der Darminhalt wird dadurch zu weich. Hauterkrankungen können die Folge sein. Besser als Kuhmilch sind Welpenmilch-Präparate, die auch von älteren Hunden vertragen werden. Auch rohes Eiklar kann der Hund nicht richtig verdauen. Rohes Eigelb ist dagegen vor allem für junge und kranke Hunde gesund und bekömmlich. Gekochte und gebratene Eier verträgt jeder Hund. Viele Hunde mögen auch Magerquark – eine wertvolle Ergänzung hochwertigen Eiweißes – besonders für Junghunde. Käse ist entgegen alten Vorurteilen nicht schädlich. Käserinden, Wurstpellen, Geräuchertes und Gewürztes gehören nicht in den Hundenapf.

Einkaufsmöglichkeiten für Futterfleisch bieten Hundefutterhandlungen und Fleischereien sowie Zoogeschäfte und Supermärkte. Frisches Futterfleisch ist leicht verderblich und sollte auch bei Kühlung nicht länger als zwei Tage aufbewahrt werden, gekochtes hält sich ein bis zwei Tage länger. In der Gefriertruhe kann man Fleisch etwa 3 Monate aufbewahren, zweckmäßigerweise in dicht schließenden Plastikbeuteln portionsweise verpackt.

Die Zubereitung des Futters erfordert nur geringen Aufwand. Da der und sein Futter nicht kaut, sondern schlingt, wird das Fleisch in maulgerechte Happen geschnitten, aber nicht wie Hackfleisch zerkleinert. Viele Hundefutterhändler nehmen dem Käufer diese Arbeit ab. Das frische oder aufgetaute Fleisch wird mit heißem Wasser abgebrüht. So bleibt es innen roh, wird aber leicht erwärmt. Eiskaltes Futter ist Gift für den Hundemagen.

Als pflanzliche Ergänzung können gekochte Haferflocken, Graupen oder Reis zugegeben werden. Einfacher geht es mit „Hundeflocken“, einem Gemisch getoasteter und dabei verdaulicher Getreideerzeugnisse mit ausreichendem Rohfasergehalt. Zwei Maß Flocken werden einem Maß Fleisch mit warmem Wasser zugemischt. Das Futter soll dickbreiig, nie suppig sein.

Junghunde erhalten Flocken und Fleisch zu gleichen Raumteilen. Von Fall zu Fall sollen die Flocken ganz oder teilweise durch Gemüse

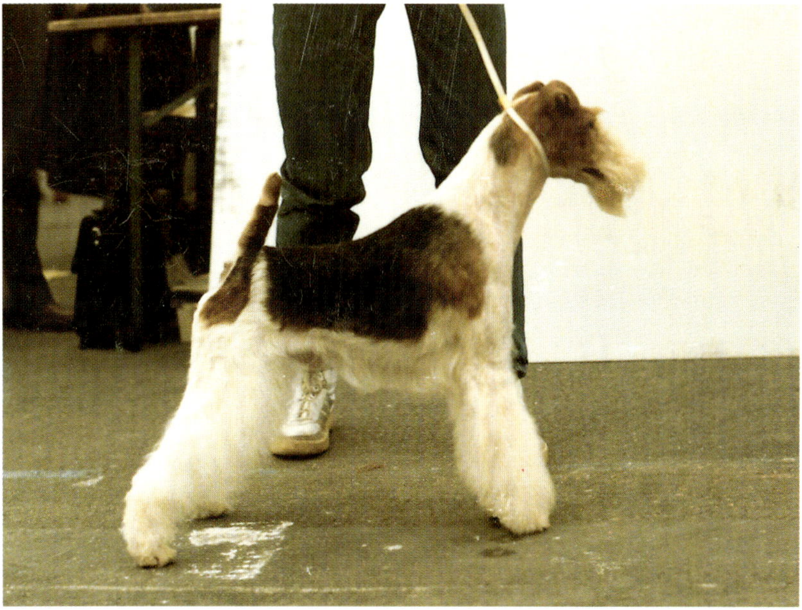

Deutscher, Luxemburgischer und Internat. Champion, 3× Sieger und Europasieger; **Banto v. d. Bismarckquelle**

ersetzt werden, das mit einer Gabel zerdrückt wird. Es schadet nichts, wenn Essenreste leicht gesalzen sind. Der Hund braucht Kochsalz für eine einwandfreie Nierentätigkeit. Hülsenfrüchte und Kohl gehören allerdings nicht ins Hundefutter. Sie sind schwer verdaulich und verursachen Blähungen.

Rohkost, insbesondere fein zerkleinerte Möhren und Äpfel, sind eine sättigende und vitaminreiche Futterergänzung. Auch gehackte Petersilie oder Kresse und frische Obst- und Gemüsesäfte können das Vitaminangebot vervollständigen. Zur Versorgung mit ungesättigten Fettsäuren – wichtig zum Beispiel für Haut und Haar – kann dem Futter einmal wöchentlich ein Teelöffel Pflanzenöl zugesetzt werden. Auch eine Scheibe Brot mit Pflanzenmargarine ist eine vorzügliche Ergänzung, insbesondere gut durchgebackenes Roggenbrot. Brot soll aber nie eingeweicht werden.

Für den Junghund ist eine ausreichende Vitamin-D-Versorgung zur Verhütung der Knochenweiche (Rachitis) besonders wichtig. Über-

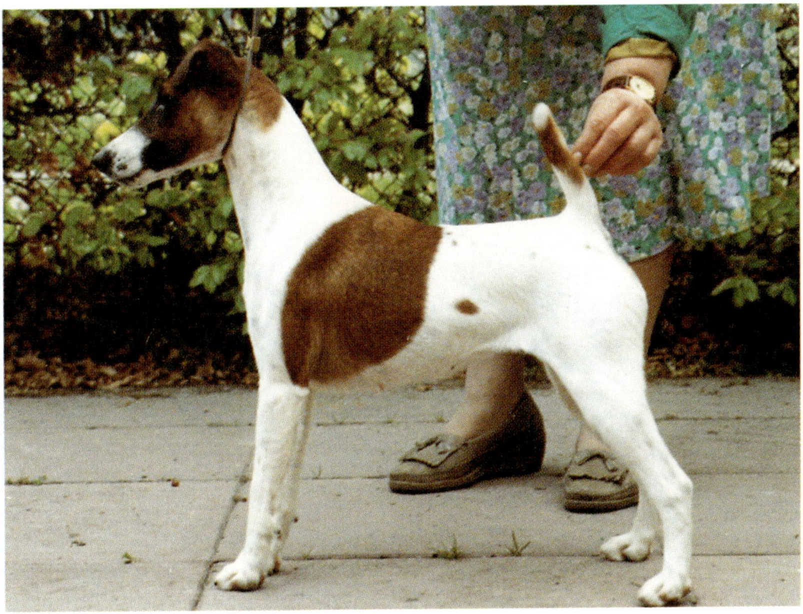

Dänischer, Deutscher und Internat. Champion, Weltsieger; **Vedette v. d. Bismarckquelle**

dosierungen sind aber schädlich. Anstelle des Lebertrans sollten daher genau dosierbare Vitamin-D-Präparate nach tierärztlicher Verordnung gegeben werden. Bierhefe – Bestandteil vieler Hundeflocken – enthält auch B-Vitamine.

Für den jungen Hund ist die Zufütterung von „Futterkalk“ für Wachstum und Knochenbau unerläßlich. Aber auch der erwachsene Hund braucht eine Mineralstoffergänzung, weil selbstzubereitetes Futter nicht alle Stoffe in ausreichender Menge enthält. Speziell für den Bedarf des Hundes zusammengestellte Mittel sind besser und billiger als Kalktabletten für Menschen.

Knochen enthalten Mineralstoffe, sind aber schwer verdaulich und können hartnäckige Verstopfungen verursachen. Ihr Wert liegt vor allem in der Gebißpflege und der „Gymnastik“ für die Kaumuskulatur. In Maßen können daher Hunde mit gesunden Zähnen Kalbs- oder Rinderknochen erhalten. Hundekuchen oder Kauknochen aus Leder erfüllen allerdings den gleichen Zweck.

Ältere Tiere mit Verdauungsproblemen oder Zahnkrankheiten müssen auf Knochen verzichten. Harte Röhrenknochen, vor allem vom Geflügel, können splittern und Darmverletzungen verursachen. Kotelettknochen können in der Speiseröhre steckenbleiben. Sie gehören in den Mülleimer.

Fastentage müssen wildlebende Fleischfresser oft einlegen. Für Hunde mit Übergewicht ist ein Fastentag in der Woche ein probates Mittel zum Abnehmen. An den übrigen Tagen darf er sich einmal täglich sattfressen. Die fettarme Fleischgrundlage wird allerdings mit nährstoffarmer Lunge gestreckt, und statt der Flocken gibt es Weizenkleie und Rohkost. Einfacher, aber teurer, ist Diät-Fertigfutter.

Wasser, immer frisch und sauber, nie eiskalt, muß dem Hund ständig zur Verfügung stehen. Ein gesunder Hund trinkt zwar bei normal feuchtem Futter kaum, muß aber doch bei Hitze, nach Anstrengungen oder zu bestimmtem Futter seinen Durst löschen können. Ständig stark vermehrter Durst ohne erkennbaren Grund ist ein Krankheitszeichen.

Patentrezepte

Fragt man zehn Hundeexperten, erhält man sicher wenigstens neun „bewährte, für diese Rasse einzig richtige" Ernährungsanleitungen, von denen acht völlig richtig sind. Trotz aller Erfahrung und wissenschaftlicher Akribie gibt es gottlob viele Möglichkeiten, seinen Hund artgemäß und ausreichend zu ernähren. Man muß nur die angeführten Ernährungsregeln mit etwas Verständnis beachten – sei es mit Fertigfutter, sei es mit einem eigenen, auf Haushalt, Hund und Geldeutel abgestellten Spezialrezept, sei es auch mit beidem.

Gesundheit

Vorbeugen ist besser als Heilen

Artgerechte Haltung, Pflege und Ernährung sind Voraussetzungen für die Gesundheit. Das seelische Wohlbefinden des Hundes ist so wichtig wie das körperliche. Der gesunde Hund nimmt aufmerksam und lebhaft Anteil an seiner Umgebung. Er ist kräftig und ausdauernd. In der Ruhe atmet er 10- bis 20mal, das Herz schlägt 70- bis 100mal in der Minute. Die Körpertemperatur liegt um 38,5 °C. Gesundheit ist mehr als „Freisein von Krankheiten", sie schließt Widerstand gegen Infektionen ein.

Haarkleid und Haut sind nicht nur Schutz gegen die Unbill des Wetters. Stumpfes Haar und Haarausfall, unabhängig vom normalen Haarwechsel, deuten auf innere Krankheiten hin. Die Haut soll frei von Schuppen und Rötungen sein, kein Juckreiz plagt den Hund.

Flöhe, Läuse und Haarlinge kann auch der gepflegteste Hund von einer Hundebegegnung mitbringen. Bei Juckreiz wird als erstes die Haut auf Flohstiche – bis zu linsengroße, geschwollene Rötungen – und das Fell auf Parasitenkot – kleine schwarze Pünktchen – abgesucht. Lieblingssitze der ungebetenen Gäste sind die Innenflächen der Hinterbeine, die „Achselhöhlen" und die Ohrmuscheln. Bei leichtem Befall genügt ein Flohpuder oder -spray. Wirksamer sind Waschlösungen, die das Fell bis auf die Haut benetzen, oder verschreibungspflichtige Mittel, die auf die Haut getropft werden und bis zu vier Wochen wirken. Das Ablecken solcher Mittel muß aber unbedingt verhindert werden. „Anti-Floh-Halsbänder" geben bis zu vier Monaten gas- oder puderförmige Wirkstoffe ab. In Hundehütten können bei einigen Halsbändern Giftgaskonzentrationen auftreten, die auch für den Hund bedenklich sind. Manche Halsbänder verlieren zudem durch Nässe an Wirksamkeit. Bei Flohbefall muß immer das Lager des Hundes mitbehandelt werden. Moderne Spezialmittel töten dabei nicht nur „erwachsene" Flöhe, sondern stoppen auch die weitere Entwicklung der Flohlarven. Hundedecken werden am besten ausgekocht; Teppiche regelmäßig gesaugt und Stroh in der Hütte gewechselt.

Zecken lassen sich aus dem Gebüsch auf den Hund fallen, beißen sich in der Haut fest und saugen sich mit Blut voll. Sie sehen dann wie prallgefüllte graubraune bis zu kirschkerngroße Säckchen aus. Zecken dürfen nicht einfach ausgerissen werden. Dabei können die Beißwerkzeuge in der Haut steckenbleiben und zu Entzündungen führen. Man betäubt die Zecke mit Alkohol oder hüllt sie mit Öl ein und wartet etwa zehn Minuten. Am sichersten wirkt ein Spraystoß mit einem insektiziden „Desinsektspray". Die betäubte oder tote Zecke wird vorsichtig aus der Haut herausgedreht.

Die Ohren sollten alle vier Wochen gereinigt werden. Mit Wattestäbchen kann man das Trommelfell zwar kaum verletzen, das Ohrenschmalz aber in der Tiefe zusammenstopfen. Besser ist ein alkoholischer Ohrreiniger, der randvoll ins Ohr eingegossen und bei zugedrückter Ohrmuschel durchmassiert wird. Das gelöste Ohrschmalz kann der Hund dann selbst ausschütteln, vorzugsweise im Freien. Dunkle, übelriechende Beläge im Ohr zeigen eine Entzündung an. Meist wird der Hund sich dann auch am Ohr oder – scheinbar – am Halsband kratzen und den Kopf schütteln. Ursache des „Ohrenzwanges" können Ohrenmilben, Grasgrannen oder andere Fremdkörper sowie Bakterien und Pilze sein. Wenn zwei- bis dreimalige gründliche Reinigung mit dem Ohrreiniger keine Besserung bringt, ist eine gezielte Behandlung erforderlich.

Die Augen werden mit einem Stückchen Mullbinde oder einem Taschentuch vom „Schlaf" gereinigt. Fusseln von Watte oder Papiertaschentüchern reizen die Schleimhäute. Bindehautentzündungen können auch durch Zugluft, Staub oder starke Sonne verursacht werden. Zur Linderung werden Augentropfen in den heruntergezogenen Bindehautsack geträufelt. Borwasser wird heute nicht mehr verwendet, weil feine Kristalle als Fremdkörper wirken können. Länger andauernder wäßriger, schleimiger oder eitriger Augenausfluß sollte nicht mit Hausmitteln kuriert werden. Es könnte eine Infektion vorliegen. Wucherungen auf der Rückseite der Nickhaut müssen meist operativ behandelt werden.

Die Zähne werden durch Hundekuchen oder Knochen ausreichend gereinigt. Auch die Tortur des Zähneputzens kann Zahnstein nicht verhindern. Zur Entfernung weicher Beläge eignet sich am ehesten ein Wattebausch, getränkt mit dreiprozentiger Wasserstoffsuperoxydlösung. Zahnstein ist ein fest anhaftender brauner Belag aus verhärteten Salzen. Fauliger Mundgeruch durch Zahnfleischentzündungen und -vereiterungen sowie Zahnausfall sind die Folgen. Zahnstein sollte frühzeitig fachkundig entfernt werden. Lose Zähne müssen gezogen werden, der Hund kann auf schmerzende Zähne gut verzichten. Nach Entfernung der Eiterherde wird er sich auch allgemein wohler fühlen, denn sie können den Körper vergiften und zum Beispiel chronische Herzklappenentzündungen auslösen. Auch Milchhakenzähne, die beim Zahnwechsel nicht ausfallen, müssen gezogen werden. Sie können zu Stellungsfehlern im bleibenden Gebiß führen.

Die Analbeutel sollen eigentlich bei jedem Kotabsatz eine individuelle Duftmarke zur Revierkennzeichnung hinterlassen. Infolge der Domestikation funktioniert die Entleerung häufig nicht richtig. Sekretstauungen sind die Folge; den Juckreiz versucht der Hund vergeblich durch Rutschen auf dem After zu beseitigen. Dieses „Schlittenfahren" ist entgegen landläufiger Vermutung fast nie auf Wurmbefall zurückzuführen. Stark angefüllte Analbeutel müssen fachkundig ausgedrückt, vereiterte tierärztlich behandelt werden.

Die Krallen werden meistens nicht ausreichend abgelaufen und müssen regelmäßig geschnitten werden. Dabei soll die in der Kralle verlaufende Ader nicht verletzt werden.

Erste Hilfe tut not

Hautverletzungen müssen genau inspiziert werden. Oberflächliche Abschürfungen und Schrunden können mit Hausmitteln behandelt werden. Auf jeden Fall werden im Bereich der Verletzungen die Haare mit einer gebogenen Schere kurz abgeschnitten. Sie verkleben sonst mit dem Wundsekret; Vereiterung ist die Folge. Die Wunde wird mit Wundgel, -spray oder -tinktur behandelt. Fetthaltige Salben behindern den heilungsfördernden Luftzutritt, Puder verkrustet.

Bei tieferen Wunden mit Durchtrennung der Haut sollte umgehend ein Tierarzt hinzugezogen werden. Bei Beißereien und Stacheldrahtverletzungen wird die Haut oft vom Körper losgerissen, so daß tiefe Taschen entstehen. Haare und Schmutz in der Tiefe der Wunden müssen so weit wie möglich entfernt werden. Von Fall zu Fall ist zu prüfen, ob eine „offene Wundbehandlung" oder eine Naht besser ist. Nur frische Wunden können mit Aussicht auf komplikationslose Heilung genäht werden. Eine offene, aus der Tiefe nässende oder eiternde Wunde darf der Hund belecken. In allen anderen Fällen wird die

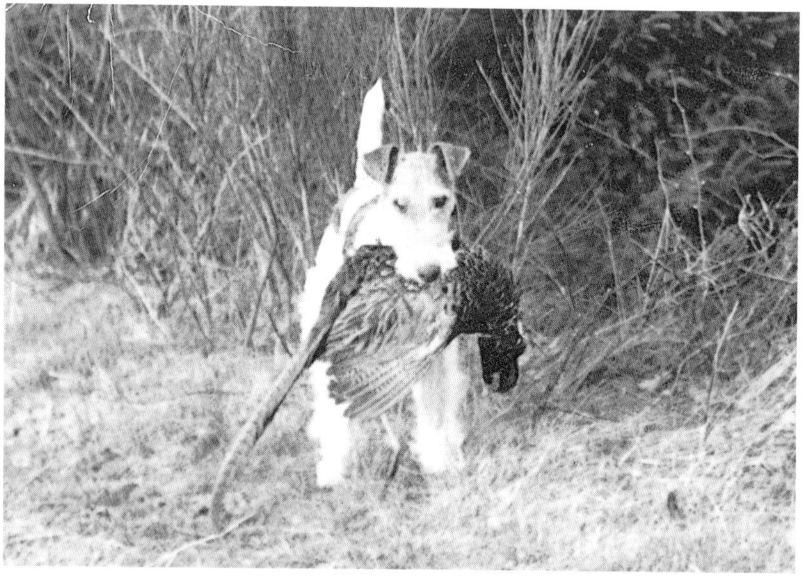

Sieger, Junghundprüfung, sichtlaut, Bauhund Fuchs; **Rex v. Hönnetal** *bringt Fasanenhahn*

Wundheilung behindert, weil die zarten Heilungszellen am Wundrand gestört werden. Das Belecken von Wunden und das Abreißen von Verbänden können duch einen Halskragen verhindert werden. Aus einem passenden Plastikeimer wird der Boden herausgeschnitten. Die Schnittkanten werden abgepolstert, an vier Stellen durchlöchert und mit Bindfäden versehen, die am Lederhalsband festgebunden werden. **Wundstarrkrampf** ist beim Hund selten. Impfungen sind daher nicht üblich. Zur Vorbeuge sollen Wunden ausbluten und nicht luftdicht abgedeckt werden. Wenn größere Adern verletzt sind, kommt es zu andauernden, starken Blutungen. Häufig tritt Blut im Strahl aus. Dann muß zur ersten Hilfe ein Druckverband angelegt werden. An ungünstigen Körperstellen wie am Kopf kann auch von Hand eine Kompresse aufgedrückt werden. Gliedmaßen können abgebunden werden, die Abbindung muß aber viertelstündlich kurz gelöst werden. In solchen Fällen ist stets umgehend tierärztliche Hilfe erforderlich.

Unfälle können auch zu inneren Verletzungen und Gehirnerschütterungen führen. Bei Bewußtseinstrübungen soll nie Flüssigkeit eingeflößt werden. Die Maulschleimhaut kann aber mit Kaffee, Tee oder auch einfach mit Wasser befeuchtet werden. Der Hund wird seitlich mit tiefliegendem Kopf und herausgezogener Zunge auf einer Decke gelagert, die, von zwei Personen an den Ecken strammgezogen, auch als „Tragbahre" dient. Am Unfallort sind meistens die Diagnose und vor allem eine wirksame Schockbehandlung erschwert. Telefonisch sollte zur Vermeidung unnötiger Wege und Zeiten ein dienstbereiter Tierarzt verständigt und umgehend aufgesucht werden.

Lahmheiten können viele Ursachen haben. Als erstes wird die Pfote untersucht. Dornen oder Splitter werden ausgezogen. Verfilzte Haare drücken zwischen den Ballen wie ein Stein im Schuh; sie werden daher vorsichtig ausgeschnitten. Wunde Stellen werden wie Hautverletzungen behandelt. Im Winter müssen Streusalzreste von den Pfoten abgewaschen werden. Bei Krallenbettentzündungen können warme Kamillen- oder Seifenbäder Linderung bringen. Lose Krallenteile werden an der Bruchstelle beherzt abgeschnitten. In vielen Fällen ist ein Verband erforderlich. Er muß fachkundig angelegt werden, um Druckstellen zu vermeiden.

Bei Schwellungen, Prellungen und Verstauchungen kann das Fell des betroffenen Körperteils mehrmals täglich mit kaltem Wasser durchnäßt werden. Das wirkt wie ein Kühlverband, lindert den Schmerz und hemmt – frühzeitig angewendet – weitere Schwellungen. Wenn ein Bein überhaupt nicht belastet wird, besteht Verdacht auf Knochenbruch.

Bei stark abnormer Beweglichkeit können die Gliedmaße durch eine Notschiene ruhiggestellt werden. Ein feuchtes Tuch, zwei ausreichend lange Stöcke und Binden oder Leukoplast genügen fürs erste. Die benachbarten Gelenke müssen mitfixiert werden.

Andauernde, wiederkehrende oder sich verschlimmernde Bewegungsstörungen sind stets ein Fall für den Tierarzt. Wirbelsäulenerkrankungen mit gespanntem Gang oder Nachhandschwäche treten nicht nur bei Dackeln auf. Bei Junghunden können schmerzhafte Knochenauftreibungen oder Ablösungen des Ellenbogenhöckers zu Lahmheiten führen. Ältere Hunde leiden oft unter chronischen Gelenkentzündungen. Die Hüftgelenkdysplasie (HD) ist erblich veranlagt; eine Abflachung der Gelenkpfanne begünstigt Arthrosen und Verrenkungen. Relativ oft wird das Humpeln auf einem Hinterbein durch eine Ausrenkung der Kniescheibe oder durch Riß von Bändern bedingt, die operativ fixiert werden müssen.

Vergiftungen sind meist „Unglücksfälle“ und nur selten böse Absicht. Rattengift kann bei unsachgemäßem Auslegen direkt, aber auch mit vergifteten Nagetieren aufgenommen werden. Meist handelt es sich um Cumarinpräparate, die zu inneren Blutungen führen. Vorsicht ist auch bei Schädlings- und Unkrautbekämpfungs- sowie bei Frostschutzmitteln geboten. Hochgiftige Thallium-, Zinkphosphid- und Arsenzubereitungen, Blausäure und Strychnin sind heute gottlob kaum noch erhältlich. Die besten Überlebenschancen bestehen, wenn man „nach frischer Tat“ das Gift wieder aus dem Magen herausbefördern kann. Der Tierarzt kann Erbrechen durch eine Spritze auslösen, der Laie durch Eingeben von zwei bis drei Teelöffeln Salz. Nach dem Erbrechen kann eine Aufschwemmung von etwa zehn Kohlekompretten eingeflößt werden. Milch wird nicht gegeben, weil verschiedene Gifte fettlöslich sind. Etwa vorhandene Hinweise auf die Art des Giftes ermöglichen eine rechtzeitige, gezielte tierärztliche Behandlung. Ungewisser sind die Aussichten, wenn die Vergiftungsfolgen wie Krämpfe, Mattigkeit oder Brechdurchfall schon eingetreten sind, die Ursache aber nur vermutet werden kann. Eine genaue Diagnose ist oft erst durch Spätschäden wie Blutungen oder Haarausfall möglich. Dann kann es für eine Rettung bereits zu spät sein.

Durchfall ohne Fieber bessert sich häufig nach einem Fastentag: Der Hund erhält ausschließlich stark verdünnten Tee mit einer Prise Salz, aber ohne Zucker. Zur Geschmacksverbesserung ist Süßstoff erlaubt. Zusätzlich ist es nie verkehrt, eine Aufschwemmung von Kohlekompretten einzugeben. Keinesfalls darf Durchfall mit Wasserentzug „behandelt“ werden; der Körper würde zu stark austrocknen. Am zweiten Tag erhält der Hund in kleinen Portionen ein Diätfutter, zum Beispiel Beefsteakhack, Schmelzflocken und rohen geriebenen Apfel. Am dritten Tag muß der Kot zumindest wieder dickbreiig sein.

Verstopfungen lassen sich oft durch rohe Leber oder Milz oder einige Teelöffel süßer Dosenmilch beheben. Bei krampfhaft vergeblichem Drängen kann ein Mikroklistier Erfolg bringen. Bei einer Verhärtung von Knochenteilen im Enddarm hilft allerdings meist nur ein fachgerechter Einlauf.

Erbrechen ist keine selbständige Krankheit. Einmaliges Erbrechen kann durch zu hastiges Fressen, zu kaltes Futter oder Aufnahme von Fremdkörpern ausgelöst werden. Gelegentliches Erbrechen ist beim Hund ohne große Bedeutung. Um zu erbrechen, frißt der Hund häufig Gras. Geschieht dies regelmäßig, oder wird ständig das Futter erbro-

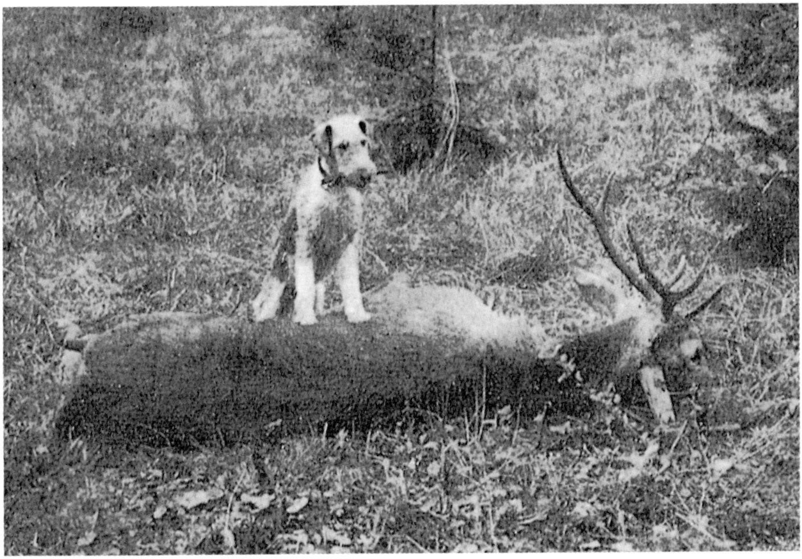

Zuchtprüfung, Sichtlaut, Bringselverweiser; **Nero v. Koboldskopf**

chen, muß ein Tierarzt hinzugezogen werden. Auch Durchfall und Erbrechen mit Fieber sind kein Fall für Hausmittel.

Scheinträchtigkeit tritt bei manchen Hündinnen etwa acht Wochen nach der Läufigkeit auf. Sie sind unruhig, „bemuttern" irgendwelche Gegenstände, fressen schlecht und erbrechen gelegentlich. Das Gesäuge schwillt, Milch bildet sich. Abhilfe schafft häufig wenig Fressen und Trinken bei viel Bewegung und Beschäftigung. Das Gesäuge kann mehrmals täglich mit kaltem Wasser befeuchtet werden, um Schwellung und Milchproduktion zu hemmen. Keineswegs soll die Milch ausgedrückt werden. Damit würde nur die weitere Milchbildung angeregt. Bei sehr starker Gesäugeschwellung und trotz Hausmitteln nicht nachlassenden Erscheinungen muß der Tierarzt verständigt werden.

Insektenstiche, vor allem durch das Schnappen nach Wespen und Bienen verursacht, können schnell zu erheblichen Schwellungen am Kopf oder, noch schlimmer, im Rachen führen. Äußerliche Kühlung mit Eiswürfeln und eine Tablette gegen Allergie – falls zur Hand – ersparen oft nicht die möglichst rasche tierärztliche Behandlung.

Alarmzeichen

Fieber ist eine Abwehrreaktion des Körpers, meist auf Infektionen. Die Hundenase kann auch beim kranken Hund feucht und kühl sein. Die Temperatur muß mit einem Fieberthermometer (je nach Modell bis zu fünf Minuten) im Mastdarm gemessen werden. Sie darf nicht über 39 °C liegen. Untertemperaturen unter 37,5 °C entstehen infolge einer Reduzierung der Stoffwechselvorgänge häufig vor dem Tod.

Husten, als ob ein Knochen im Hals säße, tritt bei Mandelentzündungen auf. Auch ernstere Infektionen wie Zwingerhusten oder gar Staupe könnten dann vorliegen. Pumpende Atmung entsteht durch eine Lungenentzündung, aber auch durch Wasseransammlung in der Lunge, zum Beispiel infolge von Vergiftungen. Bei alten Hunden kann der damit verbundene Husten auch auf eine Herzschwäche zurückzuführen sein. Bauchpressen und Aufblasen der Backen sind Zeichen höchster Atemnot.

Schleimhäute im Auge und im Fang geben Hinweis auf innere Erkrankungen: Blässe deutet auf Blutarmut hin, Gelbfärbung auf Leberschäden mit Gelbsucht, Blutungen auf schwere Infektionen oder Vergiftungen, eine bläuliche Färbung tritt bei Herz- und Kreislaufschwäche auf.

Kot und Urin mit Blutbeimengungen lassen schwerwiegende krankhafte Veränderungen erkennen. Bei Blutungen im Magen und in den vorderen Darmabschnitten kann der Stuhl durch das verdaute Blut pechschwarz aussehen. Nierenerkrankungen können auch mit erhöhtem Durst verbunden sein. Wenn Mattigkeit und Mundgeruch hinzukommen, ist meist bereits eine Harnvergiftung eingetreten. Harnsteine, Blasenriß oder Vergiftungen können dazu führen, daß überhaupt kein Urin mehr abgesetzt wird; dann besteht höchste Gefahr.

Geschwülste, Prostatavergrößerungen und Mastdarmveränderungen erschweren den Kotabsatz. Verhärtete Knochenteile können den Enddarm völlig verstopfen. Erbrechen und zunehmende Mattigkeit bei fehlendem Kotabsatz sprechen für einen Darmverschluß oder einen Fremdkörper im Darm.

Speicheln wird im harmlosesten Fall durch Fremdkörper in der Maulhöhle oder durch lose Zähne verursacht, bedenklicher wäre eine E-605-Vergiftung oder Pseudowut, schlimmstenfalls ist an Tollwut zu denken.

Umfangsvermehrungen des Bauches bei sonst normalem Ernährungszustand oder zunehmende Abmagerung können durch Tumore oder Bauchhöhlenwasser hervorgerufen werden. Bei einer Gebärmuttervereiterung besteht gleichzeitig fast immer starker Durst, gelegentlich auch Scheidenausfluß. Eine plötzliche Aufblähung des Bauches mit Kolik und Kreislaufschwäche, bedingt durch eine Magendrehung, erfordert unverzügliche Operation.

Infektionen bedrohen die Gesundheit

Staupe und **ansteckende Leberentzündung** (Hepatitis) sind Viruskrankheiten, die für Junghunde besonders gefährlich sind, aber auch ältere Hunde befallen. Staupe beginnt mit einem häufig kaum merkbaren, kurzen Fieber, dem nach etwa acht Tagen eine schwere Lungenentzündung mit eitrigem Augen- und Nasenausfluß oder ein Durchfall folgt.

Eine besondere Verlaufsform ist mit einer Verhärtung der Ballen verbunden. Nach scheinbarer Besserung treten nervöse Erscheinungen bis hin zu Krämpfen auf, die meistens zum Tod führen. Nach überstandener Staupe bleibt häufig ein nervöses Zucken der Kopfmuskeln, der „Staupetick", nach Erkrankungen im Junghundealter das „Staupegebiß" mit erheblichen Zahnschmelzdefekten zurück.

Die ansteckende Leberentzündung verläuft ähnlich, mit hohem Fieber, Apathie und Appetitlosigkeit. Hornhauttrübungen können bleibende Folgeschäden sein.

Stuttgarter Hundeseuche (Leptospirose) wird durch Bakterien verursacht und von Hund zu Hund übertragen. Sie beginnt häufig mit einer Schwäche in den Hinterbeinen. Geschwüre im Maul, Magen und Darm sind mit aasartig-faulem Maulgeruch und blutigem Durchfall verbunden.

Tollwut tritt bei Hunden nur noch selten auf. Die Seuche wird vor allem durch Füchse übertragen. Hinweisschilder warnen in gefährdeten Gebieten vor Tollwut. Die Krankheit ist besonders tückisch: Die typischen Wuterscheinungen wie heiseres Gebell, Wasserscheue, Unruhe und unmotivierte Beißwut fehlen häufig. Die „stille Wut" ist im Anfangsstadium schwer zu erkennen. Ein erkranktes Tier stirbt immer.

Parvovirose ist bei uns erst vor etwa zehn Jahren regelmäßig aufgetreten. Der Erreger ähnelt dem Katzenseuchevirus. Die Ansteckung erfolgt über die Ausscheidungen von Hund zu Hund. Bei Welpen kann plötzlicher Herztod auftreten, oder sie sterben nach unstillbarem blutigem Durchfall und Erbrechen.

Impfungen schützen vor diesen Infektionskrankheiten

Welpen in gefährdeten Zuchten oder ungeimpfte Hunde mit verdächtigen Krankheitserscheinungen können mit einem Serum behandelt werden, das fertige spezifische Abwehrstoffe enthält. Diese „passive Immunisierung" schützt aber nur für zwei bis drei Wochen. Der Käufer eines Hundes sollte den Impfpaß daraufhin genau prüfen.

Länger dauernden Schutz vermittelt nur die „aktive" Schutzimpfung. Dabei werden abgeschwächte oder abgetötete Infektionserreger eingeimpft. Der Körper reagiert darauf mit der Bildung eigener Abwehrstoffe. Bei den heute üblichen Kombinationsstoffen kennzeichnen die Buchstaben S, H, L, T und P die Wirksamkeit gegen die in Frage kommenden Seuchen. Welpen werden mit sieben bis acht Wochen das erste Mal geimpft und müssen dann mit zwölf Wochen

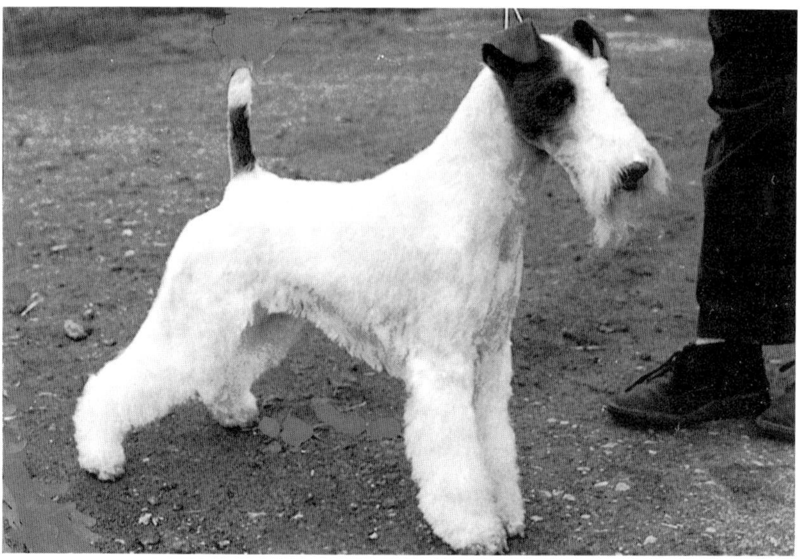

Drahthaar-Rüde: Deutscher, Luxemburgischer und Euro-Champion, 3× Sieger, Verbands- und Jubiläumssieger; **Kolja v. Vorsterfeld**

nachgeimpft werden. Bei älteren Hunden genügt eine einmalige Grundimmunisierung.

Der einmal gebildete Impfschutz baut sich im Laufe der Zeit ab. Kommt der Hund mit betreffenden Seuchenerregern in Berührung, so wird die Antikörperbildung aufgefrischt. Ist der Impfschutz aber bereits zu stark abgesunken, kann der Hund erkranken. Deshalb sind Auffrischungsimpfungen im Abstand von ein bis zwei Jahren erforderlich. Ein sicherer Impfschutz des Hundes ist auch für den Menschen wichtig. Erkrankte Hunde können Leptospiren übertragen, die beim Menschen das „Canicola-Fieber“ oder die „Weilsche Krankheit“ hervorrufen. Hundetollwut ist wegen des engen Kontaktes für Menschen viel gefährlicher als Wildtollwut.

Geimpfte Hunde übertragen keine Tollwut. Nach einem Kontakt mit verdächtigem Wild brauchen sie deshalb auch nicht getötet zu werden, wie dies für ungeimpfte Hunde gesetzlich vorgeschrieben ist. Schließlich können gegen Tollwut geimpfte Hunde auf Auslandsreisen mitgenommen werden.

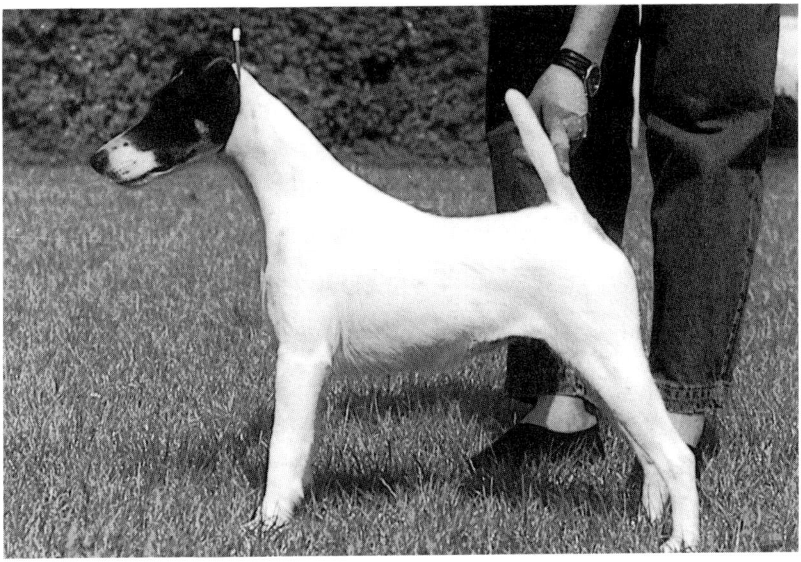

Glatthaar-Hündin: Deutscher Champion und Verbandssieger; **Ofra v. d. Bismarckquelle**

Gegen andere Infektionen schützt Vorsicht

Toxoplasmose wird durch einzellige Schmarotzer hervorgerufen. Ihr Stammwirt ist die Katze. Bei anderen Tieren werden ansteckungsfähige Dauerformen gebildet. Hunde erkranken überwiegend durch infiziertes Schweinefleisch. Für die Ansteckung des Menschen wurden sie früher zu Unrecht verantwortlich gemacht.

Aujeszkysche Krankheit wird ebenfalls durch Schweinefleisch übertragen. Unstillbarer Juckreiz, Unruhe, Ängstlichkeit und Speichelfluß haben gewisse Ähnlichkeit mit Tollwut. Die Krankheit wird daher auch „Pseudowut" genannt. Schweinefleisch und in der Zusammensetzung unbekannte Fleischmischungen (zum Beispiel aus Supermärkten) müssen deshalb stets vorbeugend gut durchgekocht werden. Fertigfutter und Rindfleisch sind dagegen unbedenklich.

Zwingerhusten tritt vor allem in Tierheimen und Hundehandlungen auf. Unter begünstigenden Umständen lösen Viren und Bakterien gemeinsam Entzündungen von Luftröhre und Bronchien aus. Kennzeichnend ist ein kurzer, trockener Husten. Sekundärinfektionen können den Krankheitsverlauf verschlimmern. Einen gesunden Hund kauft man mit größerer Wahrscheinlichkeit beim Züchter. Während des Urlaubs sollte man seinen Hund nicht in unbekannte Heime oder Pensionen geben oder ihn vorsorglich auch gegen Zwingerhusten impfen lassen.

Wurmkuren gegen unerwünschte Kostgänger

Spulwürmer können bei Junghunden zu Verdauungs- und Entwicklungsstörungen, zu Vergiftungserscheinungen und sogar zum Tod führen. Fast alle Welpen werden im Mutterleib mit Spulwürmern infiziert. Die ersten Wurmkuren muß schon der Züchter durchführen. Junghunde werden vierteljährlich entwurmt. Ältere Hunde beherbergen nur noch einzelne Würmer. Sie richten zwar keinen großen Schaden an, sind aber eine ständige Infektionsquelle.

Hündinnen sollten sechs Wochen nach jeder Läufigkeit, Rüden einmal jährlich entwurmt werden. Bei festgestelltem Wurmbefall ist eine sofortige Entwurmung mit einer Wiederholungsbehandlung nach zwei bis drei Wochen erforderlich. Rohe Möhren garantieren keine Wurmfreiheit. Wirksame und verträgliche Mittel sind verschreibungs-

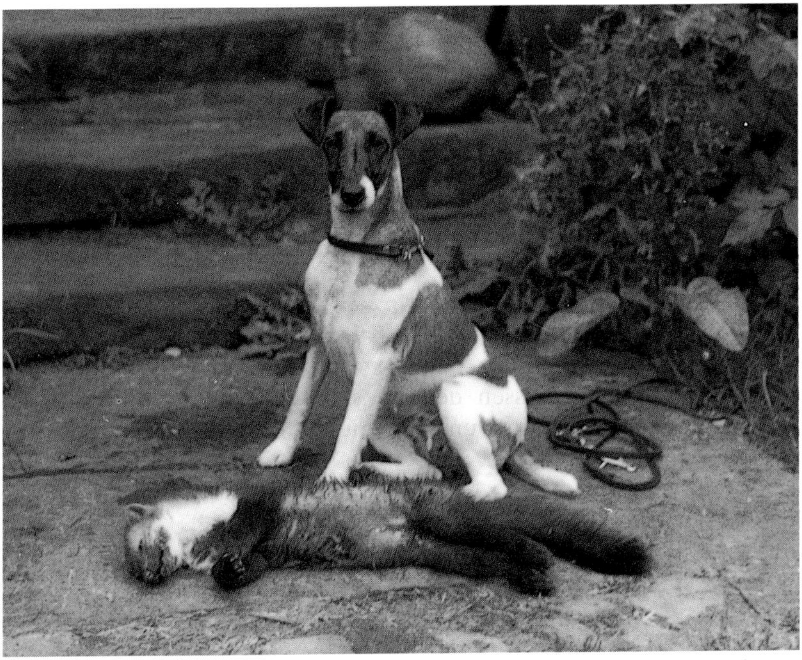

Deutscher und Internat. Champion, 3× Sieger, Weltsieger, Bauhund Fuchs; **Jula v. d. Bismarckquelle** *mit erlegtem Marder*

pflichtig. Sie wirken auch gegen andere Rundwurmarten, zum Beispiel gegen Hakenwürmer.

Spulwürmer sind auf ihre Wirtstierarten spezialisiert; wenn der Mensch Hundespulwurmeier aufnimmt, schlüpfen zwar Larven und beginnen ihre Wanderung im Körper, sie bleiben jedoch in Organen oder Muskeln stecken und können dort schmerzhafte Entzündungen verursachen. Besonders gefährdet sind „Krabbelkinder". Wurmkuren dienen aber auch dem Gesundheitsschutz der Familie. Auf Kinderspielplätzen haben Hunde nichts zu suchen.

Bandwürmer brauchen für ihre Entwicklung stets einen Zwischenwirt. Für den Hundebandwurm ist dies der Floh. Er nimmt die Wurmeier auf, aus denen sich eine Finne entwickelt. Der Hund „knackt" den Floh – die Finne wächst im Hundedarm zum fertigen Bandwurm aus. Mit dem Kot erscheinen nach geraumer Zeit einzelne kürbiskernförmige, anfangs noch bewegliche Bandwurmglieder oder ein längeres, deutlich gegliedertes Wurmende. Die meisten Spulwurmmittel sind gegen Bandwürmer unwirksam. Heute gibt es aber gut verträgliche und sicher wirkende Bandwurmmittel. Zur Bandwurmkur gehört stets eine Flohbehandlung.

Besonders bei Jagdhunden kann auch der „gesägte Bandwurm" auftreten, dessen Zwischenwirte Hasen und Kaninchen sind. Andere Bandwurmarten, die durch Fisch oder Wild, Rinder- und Schafeingeweide übertragen werden, kommen seltener vor. Dazu zählt der „dreigliedrige Bandwurm", der auch dem Menschen gefährlich werden kann. Der Hund sollte zur Vorbeuge keine rohen „Konfiskat"-Innereien erhalten und daran gehindert werden, Kadaver von Wildtieren anzufressen. Für Menschen besonders gefährlich ist der vor allem in einigen Gegenden Süddeutschlands verbreitete „Fuchsbandwurm", der auch durch Hunde übertragen werden kann. Neben regelmäßigen Bandwurmkuren ist es die beste Vorbeuge, den Hund in Wald und Flur anzuleinen.

Kleine Hausapotheke für den Hund

Zur Pflege und zur Ersten Hilfe sollten einige Instrumente und Medikamente bereitgehalten werden. Sie sind kindersicher, kühl und trokken aufzubewahren. Wenn unser Hund zu Reisekrankheit neigt, unter Rheuma leidet und häufiger bestimmte andere Wehwehchen hat, werden die tierärztlich verordneten Medikamente vorrätig gehalten, um auf bewährte Weise rasch helfen zu können. Vitamin- und Mineralstoffpräparate werden dort aufbewahrt, wo sie gebraucht werden: in der „Futterküche".

Zehn Tips für den Besuch beim Tierarzt

1 Nach Möglichkeit sollte der Hund in der Praxis des Tierarztes vorgestellt werden. Dort kann eine Erkrankung besser erkannt und behandelt werden.

2 Bei Verdacht auf ansteckende Krankheiten lassen Sie sich aber vom Tierarzt einen Sondertermin geben, oder bitten Sie ihn um einen Hausbesuch, um andere Hunde im Wartezimmer nicht anzustecken.

3 Mit einem unruhigen Hund wartet man besser im Auto, bis man an der Reihe ist.
4 Der Hund muß systematisch dazu erzogen werden, sich untersuchen zu lassen. Manipulationen an den Ohren, Öffnen des Fanges und Fiebermessen können geübt werden! Auf dem Untersuchungstisch muß der Hund beruhigt werden. Dazu müssen Sie selbst ruhig bleiben, erforderlichenfalls aber auch energisch werden.
5 Der Hund kann nicht sprechen. Daher müssen Sie Krankheitserscheinungen und -dauer genau schildern. Das erleichtert dem Tierarzt die Diagnose.
6 Bei Verdauungsstörungen ist die Beschaffenheit des Kotes genau zu beschreiben. Es ist nicht verkehrt, eine Kotprobe, abgegangene Würmer oder Fremdkörper mitzunehmen.
7 Bei Verdacht auf innere Erkrankungen kann vorsorglich auch eine in einem sauberen Gefäß aufgefangene Harnprobe mitgenommen werden.
8 Bringen Sie auch den Impfpaß mit!
9 Notieren Sie die Behandlungsanweisungen; erfahrungsgemäß wird vieles durch die Aufregung beim Tierarztbesuches leicht vergessen oder verwechselt.
10 Denken Sie auch an den Stolz der Dame des Tierarzthauses: Verwehren Sie Ihrem Rüden das Beinheben an den Ziersträuchern im Vorgarten nach Verlassen der Praxis.

Gefahren für die menschliche Gesundheit?

Impfungen und Wurmkuren schränken Ansteckungsgefahren ein. Hygiene tut ein übriges: Selbstverständlich hat der Hund sein eigenes Lager und Futtergeschirr; beides ist peinlich sauber zu halten. Rasen und Wege werden von Hundekot freigehalten. Der Hund wird so erzogen, daß er das Gesicht nicht ableckt. Das Belecken der Hände ist Ausdruck seiner Zuneigung. Man darf sie dulden, denn man kann sich die Hände anschließend waschen. Vorsichtige können Lager, Hütte und andere hygienegefährdete Stellen und Gegenstände regelmäßig desinfizieren. Die Mittel sollen gegen Viren, Bakterien und Pilze wirken. Zur Schnelldesinfektion eignet sich ein „Desinsektspray“, der auch Ektoparasiten abtötet. Besonders angezeigt sind solche Maßnahmen, wenn der Hund eiternde Wunden, Ekzeme, Furunkel oder eine Vorhaut-, Zahnfleisch- oder Mandelentzündung hat. Diese Infektionen sind konsequent zu behandeln. Eitererreger können auch beim Menschen Komplikationen verursachen. Vorsicht ist stets bei schlecht heilenden oder sich ausbreitenden Ekzemen geboten: Räudemilben sind zwar auf Tierarten „spezialisiert", können jedoch auch beim Menschen juckende Hautrötungen verursachen. Hautpilzinfektionen sind auf Menschen übertragbar. Daher sollte man umgehend eine Spezialuntersuchung und Behandlung veranlassen. Pilzinfektionen entstehen beim Menschen in der Regel nur, wenn sich die Erreger länger als 12 bis 24 Stunden auf der Haut einnisten können. Gründliches Waschen bannt die Gefahr. Zusätzliche Sicherheit bietet ein Hand-Desinfektionsmittel, das nach Berührung verdächtiger Stellen oder Ausscheidungen in die Hände eingerieben wird.

Allergien sind auch durch größte Sauberkeit nicht immer zu vermeiden. Einige Menschen reagieren bei Kontakt mit Tierhaaren und -hautteilen mit Ausschlägen oder Atembeschwerden. Katzen, Meerschweinchen und Vögel sind viel öfter als Hunde die Auslöser; viele andere pflanzliche und tierische Stoffe kommen hinzu. Die Allergieursache kann von einem Hautarzt durch Spezialtests auf der Haut ermittelt werden. Auf Verdacht braucht also kein Hund abgeschafft zu werden. Und vor der Anschaffung eines Foxterriers brauchen auch gesundheitsbewußte Hundefreunde nicht zurückzuschrecken.

Der alternde Hund

Die mittlere Lebenserwartung des Foxterriers liegt zwischen 12 und 16 Jahren und ist vor allem von der Erbmasse abhängig.

Optimale Aufzucht, artgerechte Ernährung und ausreichende Bewegung haben einen positiven Einfluß auf den individuellen Alterungsprozeß.

Das Altwerden erleichtert man dem Hund durch ungeschmälerte persönliche Zuwendung, aber auch durch ausgewähltes Futter, das ihn bei seinem zunehmenden Ruhebedürfnis nicht zu dick oder gar fett werden läßt; auf alle Fälle Knochen vermeiden.

Mäßige Bewegung ist auch bei erkennbaren Altersschwächen wie Schwerhörigkeit und Nachlassen des Augenlichtes immer angeraten. Dem gesteigerten Wärmebedürfnis kann man durch einen Ruheplatz im temperierten Haus entgegenkommen. Der Tierarzt wird den Allgemeinzustand überwachen, nützliche Ratschläge geben und auch erkennen, wann ein Weiterleben zur Qual würde. Bei schweren unheilbaren Krankheiten im hohen Alter darf man sich dem vernünftigen Rat seines Tierarztes, ihn schmerzlos einzuschläfern, nicht verschließen.

Man ist es seinem treuen Gefährten schuldig, ihn von seinem Leiden und weiteren Qualen zu erlösen. Doch ist ein solcher Verlust nicht immer einfach zu ertragen. Ein neuer junger Fox hilft über den Abschiedsschmerz hinweg und hält die Erinnerung an den alten wach.

Betreuung der Foxterrierfreunde

Die deutschen Foxterrierzüchter und die Mehrzahl der Liebhaber dieser Rasse sind Mitglieder des Deutschen Foxterrier-Verbandes e. V. (DFV). Der Verband gehört dem Verband für das Deutsche Hundewesen e. V. (VDH) an und über diesen der Fédération Cynologique Internationale (FCI); er ist außerdem Mitglied des Jagdgebrauchshund-Verbandes e. V. (JGHV).

Der DFV gliedert sich in elf Landesgruppen und betreut die Foxterrierfreunde in zahlreichen Ortsgruppen. Neben den Landesgruppen bestehen elf gleichberechtigte Arbeitsgemeinschaften, die sich vornehmlich der jagdlichen Ertüchtigung des Foxterriers widmen und die jagdkynologisch interessierten Mitglieder des DFV betreuen. Mitglie-

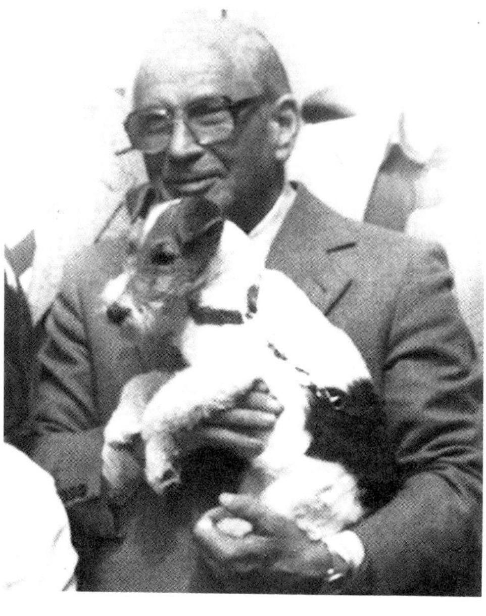

„Was bin ich?"

Ein Foxterrier natürlich – seit über 100 Jahren bekannt wie ein bunter Hund.

Herzlichen Glückwunsch, daß Sie auf ***den*** *Hund gekommen sind!*

der erhalten kostenlos die monatlich erscheinende verbandseigene Zeitschrift „Der Foxterrier“.

Haben Sie Freude an Ihrem Foxterrier, so sprechen Sie in Freundeskreisen davon und werben Sie für ihn. Haben Sie Schwierigkeiten mit ihm, dann holen Sie sich Rat bei einem erfahrenen Züchter oder wenden Sie sich, möglichst telefonisch, an den Deutschen Foxterrier-Verband, Anschrift siehe Seite 92.

Abkürzungen

(in Klammern vormals verwendete):

Ch.	= Champion
Dt. Ch.	= Deutscher Champion
Int. Ch.	= Internationaler Champion
Dt/Engl/.../Int.Ch.	= Deutscher, Englischer, . . ., Internationaler Champion
JCh.	= Jugendchampion
Vsg.	= Verbandssieger
Bsg.	= Bundessieger
Esg.	= Europasieger
Wsg.	= Weltsieger
– (Sg.)	= Sieger/Siegerin
– (Dsg.)	= Doppelsieger
– (3× Sg., . . .)	= dreifacher Sieger, . . .
– (Dbsg.)	= Derbysieger
D/Db/V/B/E/Wsg.	= Doppel-, Derby-, Verbands-, Bundes-, Europa-, Weltsieger
Vjsg.	= Verbandsjugendsieger
Bjsg.	= Bundesjugendsieger
Esjg.	= Europajugendsieger
Wjsg.	= Weltjugendsieger
V/B/E/Wjsg.	= Verbands-, Bundes-, Europa-, Weltjugendsieger
Int. ACh.	= Internationaler Arbeitschampion
JP.	= Junghundprüfung
ZP.	= Zuchtprüfung
GP.	= Gebrauchsprüfung
J/Z/GP.	= Junghund-, Zucht-, Gebrauchsprüfung
sl.	= sichtlaut
spl.	= spurlaut
lt.	= jagt laut
BP. (BF./BD.)	= Bauprüfung (Fuchs/Dachs)

EF.	= Erdhund Fuchs
ED.	= Erdhund Dachs
SwP.	= Schweißprüfung
Sw.	= Verbandsschweißprüfung (mit Preis)
SwH.	= Schweißhund
SJ.	= Saujager
– (App.)	= Verlorenbringer
– (WH.)	= zur Wasserjagd brauchbar
– (GH.)	= in allen Fächern des Jagdbetriebes brauchbar
L. (hinter ZB-Nr.)	= aus jagdlicher Leistungszucht

Anschriften, die Sie kennen sollten

Bundesrepublik Deutschland
Deutscher Foxterrier-Verband e. V. (DFV)
Hauptgeschäftsstelle, Zuchtbuchamt
Verlag der Zeitschrift „Der Foxterrier"
Dorneystr. 65/67
W-4600 Dortmund 1
Tel. (02 31) 6 58 12

Verband für das
Deutsche Hundewesen e. V. (VDH)
Westfalendamm 174
W-4600 Dortmund 1

Jagdgebrauchshund-Verband e. V. (JGHV)
Geschäftsstelle:
Ahrenloher Weg 6
W-2081 Prisdorf

Belgien
Fédération Cynologique
International (FCI)
14, rue Léopold II
B-6530 Thuin

Weiterführende Literatur aus dem Verlag Paul Parey, Hamburg und Berlin

Beyersdorf, P., 1981:	Dein Hund auf Ausstellungen.
Brehm, P., 1980:	Dein Hund im Recht.
Burtzik, P., 1984:	Erziehung und Ausbildung des Hundes. 3. Auflage.
Eiserhardt, H., 1980:	Die Führung des Jagdhundes im Feld, am Wasser und im Wald. 6. Auflage.
Fiedelmeier, L., 1983:	Kauf, Pflege und Fütterung des Hundes. 3. Auflage.
Hegendorf, 1980:	Der Gebrauchshund.
Kober, U., 1981:	Pareys Hundebuch.
Markmann, H.-J., 1990:	Vom Welpen zum Jagdhelfer.
Poortvliet, R., 1987:	Mein Hundebuch. 2. Auflage.
Quednau, F., 1987:	Rechtskunde für Hundehalter.
Schmidtke, H.-O., 1984:	Gesundheitsfibel für Hunde. 2. Auflage.
Siveke, W., 1984:	Die Frühsterziehung der Vorstehhunde.
Weidt, H., 1989:	Der Hund, mit dem wir leben: Verhalten und Wesen.